Metaverso

Ambiente de Aprendizagem em Saúde

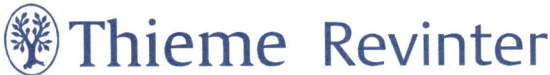

Metaverso

Ambiente de Aprendizagem em Saúde

Mauro Castro
Graduado em Design pela Universidade Salvador (UNIFACS)
Especialização em Design Gráfico e de Interfaces pela Universidade Salvador (UNIFACS)
Pesquisador em Ambientes 3D com Foco em Tecnologias de Visualização XR – Estended Reality
Palestrante/Expositor na Feira do Livro de Frankfurt, 2018 – Alemanha
Palestrante: AAO-HNSF (Academia Americana de Otorrinolaringologia em 2019/2020/2021 (EUA)
Menção Honrosa pelo Instituto Brasileiro de Ciências e Inovações (IBCI) pela relevante dedicação ao projeto AIRSAVE – Respirador Pulmonar de Emergência para o Controle da COVID-19 (11/05/2021)
Coordenador de livros na área de otorrinolaringologia através da editora internacional Thieme Revinter, constituído por 8 volumes: Otoplastia, Blefaroplastia, Implante Coclear, Rinoplastia, Cirurgia Plástica Facial, Laringe e Disfagia

Thieme
Rio de Janeiro • Stuttgart • New York • Delhi

**Dados Internacionais de Catalogação na Publicação (CIP)
(eDOC BRASIL, Belo Horizonte/MG)**

C355m
    Castro, Mauro
    Metaverso: ambiente de aprendizagem em saúde/Mauro Castro. – Rio de Janeiro, RJ: Thieme Revinter, 2023.

    16 x 23 cm
    Inclui bibliografia.
    ISBN   978-65-5572-216-1
    eISBN 978-65-5572-217-8

    1. Comunidades virtuais. 2. Ambientes virtuais compartilhados. 3. Realidade virtual na saúde. I. Título.

                            CDD 371.334

Elaborado por Maurício Amormino Júnior – CRB6/2422

Contato com o autor:
maurocastroarx@gmail.com
Mauro_castro@hotmail.com
@maurocastroar

© 2023 Thieme. All rights reserved.

Thieme Revinter Publicações Ltda.
Rua do Matoso, 170
Rio de Janeiro, RJ
CEP 20270-135, Brasil
http://www.ThiemeRevinter.com.br

Thieme USA
http://www.thieme.com

Design de Capa: © Thieme
Créditos Imagem da Capa: Mauro Castro/ Luiz Felippe Cavalcanti

Impresso no Brasil por Forma Certa Gráfica Digital Ltda.
5 4 3 2 1
ISBN 978-65-5572-216-1

Também disponível como eBook:
eISBN 978-65-5572-217-8

Nota: O conhecimento médico está em constante evolução. À medida que a pesquisa e a experiência clínica ampliam o nosso saber, pode ser necessário alterar os métodos de tratamento e medicação. Os autores e editores deste material consultaram fontes tidas como confiáveis, a fim de fornecer informações completas e de acordo com os padrões aceitos no momento da publicação. No entanto, em vista da possibilidade de erro humano por parte dos autores, dos editores ou da casa editorial que traz à luz este trabalho, ou ainda de alterações no conhecimento médico, nem os autores, nem os editores, nem a casa editorial, nem qualquer outra parte que se tenha envolvido na elaboração deste material garantem que as informações aqui contidas sejam totalmente precisas ou completas; tampouco se responsabilizam por quaisquer erros ou omissões ou pelos resultados obtidos em consequência do uso de tais informações. É aconselhável que os leitores confirmem em outras fontes as informações aqui contidas. Sugere-se, por exemplo, que verifiquem a bula de cada medicamento que pretendam administrar, a fim de certificar-se de que as informações contidas nesta publicação são precisas e de que não houve mudanças na dose recomendada ou nas contraindicações. Esta recomendação é especialmente importante no caso de medicamentos novos ou pouco utilizados. Alguns dos nomes de produtos, patentes e design a que nos referimos neste livro são, na verdade, marcas registradas ou nomes protegidos pela legislação referente à propriedade intelectual, ainda que nem sempre o texto faça menção específica a esse fato. Portanto, a ocorrência de um nome sem a designação de sua propriedade não deve ser interpretada como uma indicação, por parte da editora, de que ele se encontra em domínio público.

Todos os direitos reservados. Nenhuma parte desta publicação poderá ser reproduzida ou transmitida por nenhum meio, impresso, eletrônico ou mecânico, incluindo fotocópia, gravação ou qualquer outro tipo de sistema de armazenamento e transmissão de informação, sem prévia autorização por escrito.

O AUTOR

Mauro Castro – *Metaverse Designer*

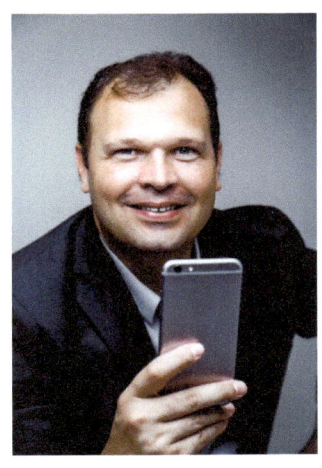

Em 1996 entrei como estagiário no setor de videografismo de Jornalismo na afiliada Rede Globo na Bahia, a TV Bahia. Desde então pude conviver com a produção de conteúdo audiovisual, sobretudo a parte de animações gráficas. Minha função era desenvolver a computação gráfica para os telejornais da TV Globo, eram eles: Jornal da Manhã, Bahia Meio-Dia e BATV, além dos programas gravados em estúdio como o Rede Bahia Revista. Já nessa época aprendi que o *design* e a estética eram fundamentais para se ter um produto de qualidade. Nesse período, conheci diversos profissionais extraordinários que ainda hoje contribuem com meus projetos, incluindo esta obra. O jornalismo me ensinou que não adiantava o mais belo trabalho se esse não fosse ao "ar", ou seja, se não estivesse pronto em tempo hábil de ser exibido no programa e horário destinado. Isso me possibilitou dinamismo e uma eterna busca para realizar o melhor e mais belo possível no menor espaço de tempo.

Naquela época, a computação gráfica "engatinhava". Eram máquinas (computadores) imensas e caríssimas que levavam horas para processar imagens e animações gráficas. Este processo era conhecido como "*Rendering*", o interminável ato de processamento de imagens totalmente desenvolvido pelo computador que gerava um produto (filme/vídeo), pronto para ser veiculado. Estou abordando esse aspecto da história, pois na minha opinião o surgimento do Metaverso só foi possível devido à transformação e à transmissão massiva e "instantânea" de dados. O que viabilizou o Metaverso foi, portanto, a transformação, em processamento automatizado, de grandes quantidades de "massa digital" em imagens em tempo real gerados por programas específicos ditos *engines*, ou *softwares* de jogos, que promovem a imersão do praticante sem as numerosas horas gastas com o processamento do *rendering,* ora tradicional. Outro aspecto a ser mencionando é a evolução da transmissão de dados, o que possibilitou a eclosão da *internet* das coisas (indústria 4.0). O lançamento recente da banda 5G, com baixa latência e alta velocidade, vem ampliando o uso da tecnologia robótica autônoma, inteligência artificial e realidade virtual. A transmissão massiva de dados foi o fator determinante para que ocorresse a expansão do Metaverso.

O AUTOR

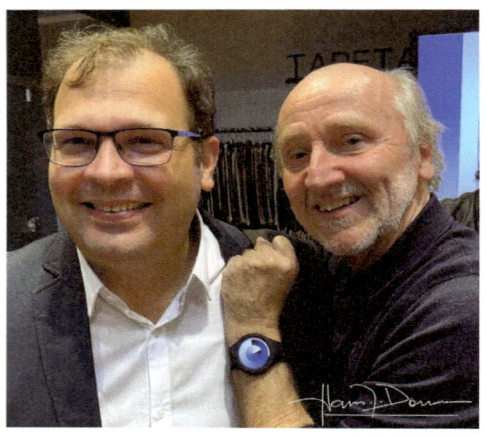

Em 2021 eu tive a grata oportunidade de reencontrar o "Farol" do *Design* Brasileiro, o mago das vinhetas da Globo, Hans Donner, e neste encontro pude mostrar para ele este avanço da computação gráfica. Neste momento, pudemos falar da história da computação gráfica, começando pelas vinhetas do Hans Donner, produções publicitárias e cinematográficas executadas por *designers* e artistas 3D, como o premiadíssimo artista 3D Luiz Felippe Cavalcanti. Ele ficou impressionado com as possibilidades e juntos vislumbramos alguns projetos nessa Nova Realidade. Agora seria a nossa, a minha vez de levar todo esse conhecimento adiante rumo ao Metaverso.

Mauro Castro
Motion Designer
Motion Designer
Graduado em Design pela Universidade Salvador (UNIFACS).
Especialização em Design Gráfico e de Interfaces pela Universidade Salvador (UNIFACS).
Pesquisador em Ambientes 3D com Foco em Tecnologias de Visualização XR – Estended RealityProfessor Universitário – Hipermídias e Publicidade e Propaganda na Faculdade de Tecnologia e Ciências (FTC) – Salvador, Ba Empresário Pioneiro na área de Produção de Conteúdo Institucional e de Treinamentos Imersivos com Foco na Área de Saúde, Responsável pela implementação da primeira biblioteca em Realidade Aumentada com conteúdos XR (Estended Reality) junto ao Hospital IPO (Instituto Paranaense de Otorrinolaringologia) e o NEP (Núcleo de Ensino e Pesquisa)
Palestrante/Expositor na Feira do Livro de Frankfurt, 2018 – Alemanha.
Proprietário do canal XR-Health Brasil veiculado na Soul TV (26/10/2022)
Palestrante: AAO-HNSF (Academia Americana de Otorrinolaringologia em 2019/2020/2021 (EUA)
Palestrante no Encontro Catarinense de Angiologia e Cirurgia Vascular pela Sociedade Brasileira de Angiologia e Cirurgia Vascular (SBACV) – Regional Santa Catarina (10/12/2022)
Responsável pela implementação e doação de equipamentos de Realidade Virtual para as pacientes com neoplasia de colo de útero do Hospital Erasto Gaertner através da Rede Feminina de Combate ao Câncer (01/10/2022).
Menção Honrosa pelo Instituto Brasileiro de Ciências e Inovações (IBCI) – pela relevante dedicação ao projeto AIRSAVE – Respirador Pulmonar de Emergência para o Controle da COVID-19 (11/05/2021).
Coordenador de livros na área de otorrinolaringologia através da editora internacional Thieme Revinter, constituído por 8 volumes: Otoplastia, Blefaroplastia, Implante Coclear, Rinoplastia, Cirurgia Plástica Facial, Laringe e Disfagia.
Expositor no SXSW 2017/2019 –Texas, EUA
Conferencista na UNIFESP, "Produtos de Inovação e Tecnologias em Saúde: Indicadores do Impacto na Vida Humana (13/12/2019)
Palestrante no evento "Transformação Digital em Saúde" realizado pelo Vale do Pinhão em Curitiba – PR (11/10/2019)

DEDICATÓRIA

Este livro é dedicado ao meu avô Almir da Silva Castro (*in memoriam*), aos meus filhos João Kauss Castro e Maria Kauss Castro, à minha esposa Melina Kauss Castro, aos meus pais Elmo Raimundo Messias Silva, Ana Maria Braga de Castro Silva e a meu irmão André Castro, pessoas que fizeram e fazem parte da minha formação pessoal e profissional. Toda a trajetória e o esforço desprendido para o acúmulo de experiência e conhecimento que me permitiu escrever este livro não foi em vão. Quando se tem motivação, tudo vale a pena.

AGRADECIMENTOS

Primeiramente agradeço a Deus por me proporcionar o cenário propício, o momento oportuno e a equipe adequada para coroar minha trajetória profissional por meio deste livro.

Agradeço à minha esposa Melina Kauss Castro por ter acreditado neste projeto e me acompanhado durante toda a trajetória, inclusive mudando-se da cidade de Salvador-Ba para Curitiba-PR para a realização deste sonho. Aos meus filhos João Kauss Castro (8 anos) e Maria Kauss Castro (que neste momento está na barriga da mamãe), pela inspiração diária.

Aos meus pais Elmo Raimundo Messias Silva e Ana Maria Braga de Castro Silva, pelo apoio incondicional, e ao meu irmão André Castro, pela contribuição intelectual que enriquece meu processo de formação pessoal e profissional diariamente.

Agradeço ao Hospital IPO (Instituto Paranaense de Otorrinolaringologia) em Curitiba-PR, por ter aberto as portas e fomentado meus projetos de inovação tecnológica na área de saúde. O olhar empreendedor do sócio-fundador e diretor médico Dr. João Luiz Garcia de Faria, que, por meio de todo o corpo médico do NEP (Núcleo de Ensino e Pesquisa) do Hospital IPO, foi fundamental para o desenvolvimento e a maturidade deste projeto.

Aos meus amigos Dr. Caio Marcio Soares, Dr. Marco Cesar Jorge dos Santos, Dr. Marcos Mocellin, Dr. Rogério Hamerschmidt, Dr. Evaldo Macedo, Dr. João Jairney Maniglia, Dr. Fábio Maniglia, Dr. Ricardo Maniglia, Dra. Elen De Masi, Dra. Maria Cristina de Alencar Nunes, Dra. Rosane Sampaio Santos e demais profissionais que me permitiram associar suas produções intelectuais ao meu trabalho tecnológico, assim como Dr. Pierre Galvagni Silveira, Dr. Antônio Cedin, Artur Grinfeld, Dr. Washington Almeida, Dra. Tania Sih, Dr. Michel Rubin, Dr. Cezar Berger, Dr. Raidel Deucher, Dr. Guilherme Catani, Dr. Leonardo Aguiar, Dr. Rogério Pasinato, Dr. Alexandre Gasperin, Dr. Odin F. Amaral Neto, Dr. Jamil Cade e o amigo James Giacomassi.

Aos companheiros de produção:

Mariano Maia, Fernando Cruz, Felix Costa, Luiz Felippe Cavalcanti, Ismael Nascimento, Adriano Oliveira, Patrick Braga, Leonardo Dourado e Lucas Albuquerque.

Para aqueles que contribuíram conceitualmente com essa trajetória, meu agradecimento especial vai para Vinícius Carvalho, Maurício Sarmento e Ana Paula Esber (*in memoriam*), Sérgio Dortas, Renata Barcellos Dias, Rodrigo Arnaut, Simone Kliass e Jason Birmingham.

APRESENTAÇÃO

Em 2016, testemunhamos um fenômeno global tecnológico que viria a modificar a forma de utilizar os conteúdos digitais disponíveis à época. Este fenômeno era a popularização de um jogo eletrônico com acesso gratuito, o *Pokémon GO (Pokémon GO,* Nintendo, Japão), o primeiro construído em Realidade Aumentada (RA) e lançado em escala comercial global. Ao sobrepor gráficos e elementos em 3D baseados em Realidade Aumentada (RA) ao ambiente físico por meio do uso de dispositivos móveis (*smartphones* e *tablets)*, este jogo permitiu a interação de um ambiente computadorizado ao mundo físico, em tempo real, permitindo maior imersão do praticante.

A partir deste acontecimento global, plataformas tecnológicas, antes restritas a um ambiente unicamente virtual "estéril" (RV) que se encontravam latentes, em súbito, tornaram-se atrativas, complementares, para produção de um conteúdo digital mais interativo. Era, portanto, uma questão de tempo para surgir uma nova plataforma de interação digital, hoje denominada de Realidade Mista (RM), que pelo acréscimo de um dispositivo visual-auditivo acionado manualmente por manoplas (denominado de óculos tecnológico de cabeça, ou *Headset VR*) resultou em um ambiente virtual tridimensional imersivo repleto de possibilidades de interação em tempo real, e com acesso remoto. Estas tecnologias, quando vivenciadas por professores, alunos e entusiastas da tecnologia, resultam em experiências compartilhadas e acessadas em tempo real por múltiplos usuários, cujo conjunto é chamado de Metaverso. Alguns autores e criadores de ambientes virtuais preferem ainda chamar essas experiências de *XR verse*, ou seja, *Extended Reality Verse*, uma denominação mais purista, mais próxima da realidade técnica de produção.

O objetivo desta obra é desmistificar esse novo ambiente e apresentar as suas utilidades e potencialidades como conteúdo para o ensino na área da saúde, por meio da fusão entre o mundo virtual e o mundo físico, real. Na presente obra, vamos apresentar as plataformas digitais pilares do Metaverso, chamadas de *XR* (*Extended Reality*), que compreendem a realidade aumentada, realidade virtual e realidade mista. Com elas vamos adicionar informação digital a ambientes físicos (p. ex., um livro), navegar em ambientes antes inacessíveis como o interior do corpo humano. Vamos também, através de nossos avatares, treinar técnicas cirúrgicas em uma sala de cirurgia construída com dimensões proporcionais ao real e, estarmos presentes virtualmente dentro de uma sala de cirurgia real por uma projeção, um holograma, em qualquer localidade do mundo, em tempo real. Vamos compartilhar a experiência de comentar, discutir, pedir auxílio e tirar dúvidas em tempo real sobre um caso clínico simulado em um paciente virtual, com professores e colegas conectados em um quarto de hospital virtual realístico. Enfim, vamos juntos desbravar essa nova ambiência virtual e tirar proveito das suas possiblidades de criação e distribuição de conteúdo, na área médica e de saúde.

Sejam bem-vindos ao Metaverso!

Mauro Castro

Nota: esta obra disponibiliza experiências com realidade aumentada que potencializam a assimilação do conteúdo.

PREFÁCIO

Pensar no futuro é uma preocupação de todos, principalmente dos jovens. Planejar uma vida integrada e desafiadora é algo inatingível e imensurável nos dias de hoje, aonde o desenvolvimento tecnológico é muito rápido e muitos são os sofrimentos desse relógio que passa a correr mais rápido. O número de idosos acima de 80 anos cresce 25 vezes em menos de um século e a vida está mais para uma maratona de 100 metros. É para deixar o jovem alucinado com esta velocidade vindo da tecnologia.

Aí temos, nestes livros do nosso amigo e colega Mauro, toda a ferramenta necessária para nos atualizarmos para diferentes situações desafiadoras que esta nova vida acadêmica nos proporciona. A vida é uma estrada em que não temos muito tempo para estudá-la. Precisamos interagir o mais rápido possível. Mauro tem contribuído muito para isto nos últimos 5 anos, onde desenvolveu um belíssimo trabalho na confecção da nossa coleção IPO de realidade aumentada, chegando agora ao décimo exemplar. Hoje, a única e melhor forma de ensino e formação de jovens profissionais através dos livros de realidade aumentada na área de Otorrinolaringologia, Cirugia, Plástica Facial e Oftalmologia. Quero parabenizar aqui este nosso colega Mauro pela iniciativa e conclusão de um trabalho de tanta relevância e excelência para sociedade médica e afins. O IPO agradece a você pelo privilégio de tê-lo como o responsável pela implementação de novas tecnologias *XR* (*Estended Reality*) junto à nossa instituição. Tenho certeza de que este trabalho beneficiará a todos nós.

Dr. João Luiz Garcia de Faria
Médico Otorrinolaringologista, Empresário,
Diretor Geral e Sócio-Fundador do Hospital IPO – Instituto Paranaense de Otorrinolaringologia e do grupo Eco Medical Center, ambos em Curitiba, PR

COLABORADORES

CAIO SOARES
Doutor em Clínica Cirúrgica pela Universidade Federal do Paraná (UFPR)
Médico Associado do Departamento de Otorrinolaringologia do Hospital das Clínicas da UFPR
Preceptor do Programa de Pós-Graduação em Estética Facial do Instituto Paranaense de Otorrinolaringologia — Curitiba, PR
Preceptor da Residência Médica em Otorrinolaringologia na UFPR
Professor de Pós-Graduação em Estética Facial no IPO em Curitiba/PR
Autor do livro *Best-Seller*: Otoplastia Baseado em Evidências em Realidade Aumentada

EDUARDO AIMORE BONIN
Médico do Setor de Endoscopia Digestiva Erasto Gaertner e Complexo do Hospital de Clínicas da Universidade Federal do Paraná (UFPR)
Mestre em Clínica Cirúrgica pelo Complexo Hospital de Clínicas da UFPR
Doutor em Clínica Cirúrgica pelo Hospital de Clínicas da Universidade Federal do Rio Grande do Sul (UFRGS)

GISELLE COELHO RESENDE CASELATO
Graduação em Medicina pela Universidade Estadual de Campinas (UNICAMP)
Residência Médica em Neurocirurgia no Instituto de Neurologia de Curitiba (INC) e Universidade Federal de São Paulo (UNIFESP)Fellowship em Neurocirurgia Pediátrica em Roma – Universitá Catollica Del Sacro Cuore
Research Fellow – Spaulding Rehabilitation Hospital / Harvard Medical School – Boston/Estados Unidos
Mestre em Neurocirurgia pela Universidade Federal de São Paulo (Unifesp)
Doutora Faculdade de Medicina da Universidade de São Paulo (FMUSP) e Harvard Medical School
Preceptoria Neurocirurgia Pediátrica Hospital Santa Marcelina/SP por 8 anos (2014 a 2021)
Neurocirurgiã Pediátrica da Santa Casa de São Paulo
Pós-Doutoranda da Faculdade de Medicina da USP
Membro Titular da Sociedade Brasileira de Neurocirurgia (SBN), da Sociedade Brasileira de Neurocirurgia Pediátrica (SBN Ped) e da da International Society for Pediatric Neurosurgery (ISPN) e da Society for Simulation in Healthcare (SSH)

HEITOR FERNANDO XEDIEK CONSANI
Formado em Medicina pela Pontifícia Universidade Católica de São Paulo (PUC-SP)
Especialista em Cirurgia Geral pela PUC-SP
Especialista em Aparelho Digestivo pelo Colégio Brasileiro de Cirurgia Digestiva (CBCD)
MBA em Auditoria Hospitalar
Diretor Técnico do Hospital AmheMed, SP
Responsável pelo Serviço de Cirurgia Minimamente Invasiva do Hospital AmheMed e pela Implantação de Tecnologias Digitais
Membro da FACS COO e Cofounder ImerseVR

MARCO CESAR SANTOS
Médico Otorrinolaringologista com Doutorado pela Faculdade de Medicina da Universidade de São Paulo (FMSUP)
Cirurgião do Nariz e Seios da Face e Membro Internacional da American Rhinologic Society
Responsável pelo Serviço de Cirurgia Endoscópica Nasossinusal do Hospital IPO de Curitiba
Membro Internacional da American Rhinologic Society
Membro Benemérito da Fundação de Otorrinolaringologia
Professor do Departamento de Otorrinolaringologia na Faculdade de Medicina da Pontifícia Universidade Católica do Paraná (PUCPR)
Orientador e Professor da Disciplina de Cirurgia Endoscópica Nasossinusal do Programa de *Fellow* do Hospital IPO de Curitiba
Coordenador do Serviço de Otorrinolaringologia do Hospital Universitário Cajuru – Curitiba, PR

RODRIGO RICIERI TONAN
Artista Médico, Graduado em Artes Plásticas pela Faculdade Paulista de Artes e deu início em 1997 nas Artes Médicas no Instituto de Psiquiatria (Neurologia) do Hospital das Clínicas da Faculdade de Medicina da Universidade de São Paulo com sólida experiência em anatomia, cirurgias e exames.
Já atuou em vários hospitais nacionais e internacionais de referência, como Hospital das Clínicas da Faculdade de Medicina da Universidade de São Paulo (HCFMUSP) Hospital Israelita Albert Einstein, Hospital Sírio-Libanês, Universidade Federal de São Paulo (UNIFESP), Hospital de Amor (Barretos), Sociedades Médicas e a indústria farmacêutica.
Possui competência em dissecações de cadáveres, exames e cirurgias das diversas especialidades desenhando ao vivo. Conta com mais de 700 publicações nacionais e internacionais na área médica como autor e colaborador e com reportagens e trabalhos premiados como o Cun Lade e Jabuti.

SUMÁRIO

1 A ORIGEM DO METAVERSO 1
Linha do Tempo 2
Definição e Características 6
Bibliografia 11

2 AS PLATAFORMAS DIGITAIS DO METAVERSO (*XR – EXTENDED REALITY*) 13
Realidade Aumentada 16
Realidade Virtual 16
Realidade Mista 18
Referências Bibliográficas 18

3 O METAVERSO NA ÁREA DA SAÚDE 19
O Ensino no Metaverso 19
Estudos de Casos 20
Metaverso e Neurocirurgia : Metahealth 37
Referências Bibliográficas 45
Bibliografia 45

4 O METAVERSO PARA TODOS 47
Construindo seu Próprio Mundo no Metaverso 47
O Impacto do Metaverso e a Rede 3.0 Imersiva: Perspectivas Futuras 51
Bibliografia 55

ÍNDICE REMISSIVO 55

Metaverso

Ambiente de Aprendizagem em Saúde

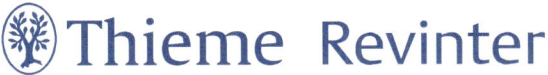

A ORIGEM DO METAVERSO

CAPÍTULO 1

Mauro Castro ▪ Eduardo Aimore Bonin

O conceito de Metaverso tem sido tradicionalmente utilizado para se referir a ambientes virtuais em *videogames* e, mais recentemente, ele representa um avanço do mundo digital em geral. O termo "Metaverso" foi cunhado pela primeira vez por Neal Stephenson em seu romance de 1992 "*Snow Crash*", em que ele descreve uma realidade virtual compartilhada por todos os seus personagens. "Meta", um termo grego, refere-se a "maior que, ou abrangendo todos os versos", ou seja, um universo que abrange todos os mundos e experiências virtuais individuais como subunidades. Desde então, o termo tem sido usado para se referir a um ambiente virtual que é compartilhado por muitas pessoas e que pode ser acessado por dispositivos eletrônicos, como computadores, *smartphones* e óculos de realidade virtual.

O fenômeno proporcionado pela construção de um mundo virtual interativo não está sendo explorado apenas pela ciência da computação, mas em vários campos do conhecimento, como filosofia, literatura, comportamento (antropologia/sociologia) e entretenimento de modo geral. Algumas pessoas acreditam que o Metaverso pode-se tornar uma extensão importante da vida real, com pessoas passando cada vez mais tempo em ambientes virtuais e usando esses ambientes para trabalhar, se socializar e realizar atividades cotidianas. Outros acreditam que o Metaverso é apenas uma distração temporária e que a vida real é e sempre será a principal fonte de significado e satisfação.

LINHA DO TEMPO

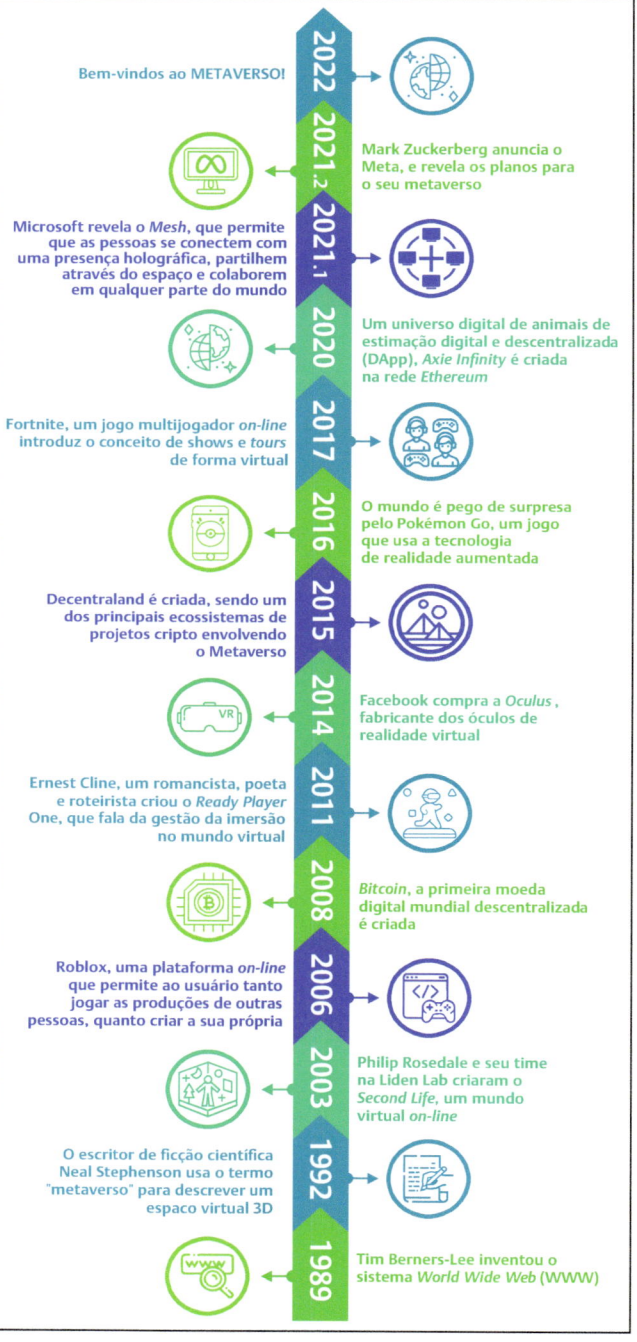

1989 – www (*world wide web*)

Em 1989, Tim Berners Lee criou o www (*World Wide Web*), um sistema global de redes de computadores interconectados que permite acesso à informação e comunicação entre pessoas e dispositivos em qualquer lugar do mundo. Este sistema surgiu a partir de uma necessidade de compartilhar informações e recursos entre instituições militares, universidades e empresas nos Estados Unidos durante a década de 1960. Desde então, a internet tem sido fundamental para a comunicação, o acesso à informação e o comércio eletrônico. Ela também tem sido usada para a realização de atividades sociais e culturais, além de ser um importante meio de expressão e liberdade de informação.

1992 – *Snow Crash*

Snow Crash, de Neal Stephenson é um romance de ficção científica publicado em 1992. Ele se passa em um futuro onde o mundo virtual, conhecido como Metaverso, tornou-se parte integrante da sociedade e é usado para tudo, desde comunicação até comércio. O personagem principal, Hiro, é um *hacker* e espadachim que se envolve em uma trama para espalhar um vírus pelo Metaverso que ameaça derrubá-lo. No livro, o Metaverso é descrito como um mundo de realidade virtual acessado por meio de dispositivos especiais chamados "gárgulas", que são essencialmente fones de ouvido de realidade virtual. É um mundo totalmente imersivo onde os usuários interagem uns com os outros e com objetos e ambientes virtuais. Um dos principais temas de *Snow Crash* é a maneira como o Metaverso reflete e influencia o mundo real. Por exemplo, o trabalho do personagem principal como *hacker* é defender o Metaverso de várias ameaças, e a trama envolve uma conspiração para usar o Metaverso para controlar a mente das pessoas. O livro também explora os potenciais perigos e benefícios de um mundo virtual totalmente imersivo e as maneiras pelas quais ele pode moldar a sociedade no futuro.

2003 – *Second Life*

Second Life é um mundo virtual lançado em 2003 pela *Linden Lab*. É uma plataforma social que permite aos usuários criar e personalizar avatares, interagir com outros usuários e explorar ambientes virtuais. No *Second Life*, os usuários podem participar de diversas atividades, como conversar com outras pessoas, participar de eventos, comprar e vender bens virtuais e criar e compartilhar seu próprio conteúdo. A plataforma também permite que os usuários ganhem moedas virtuais, conhecidas como dólares Linden, que podem ser trocadas por dinheiro real. O *Second Life* tem uma grande e ativa comunidade de usuários e frequentemente é usado para educação, negócios e outros propósitos.

2006 – *Roblox*

Roblox é uma plataforma que permite aos usuários criar e jogar jogos *on-line*, principalmente voltados para crianças. Foi lançado pela primeira vez em 2006 e, desde então, se tornou um destino popular para jogos *on-line*, principalmente entre os usuários mais jovens. O Roblox permite que os usuários criem seus próprios mundos virtuais e jogos usando uma variedade de ferramentas e recursos fornecidos pela plataforma. Os usuários também podem jogar jogos criados por outros usuários e participar da comunidade Roblox por meio de recursos como mensagens e fóruns. Roblox está disponível em uma variedade de plataformas, incluindo PC, dispositivos móveis e consoles de jogos.

2009 – Criptomoedas (*Bitcoin*)

Bitcoin é uma moeda digital descentralizada que foi criada em 2009 por uma pessoa desconhecida ou grupo de pessoas usando o pseudônimo de Satoshi Nakamoto. Ele permite transações *peer to peer* sem a necessidade de uma autoridade central. As transações são registradas em um livro público chamado *blockchain*. Bitcoin foi a primeira criptomoeda a usar a tecnologia *blockchain* e continua sendo a criptomoeda mais conhecida e amplamente utilizada. Ele ganhou popularidade em decorrência de sua natureza descentralizada, anonimato e segurança, bem como sua capacidade de ser usado como uma forma de investimento e reserva de valor. No entanto, também tem sido objeto de controvérsia e desafios regulatórios. O valor do *bitcoin* é determinado pela oferta e demanda nas bolsas. Pode ser comprado e vendido em bolsas *on-line* e armazenado em uma carteira digital. É aceito como forma de pagamento por um número crescente de comerciantes, e também, pode ser usado para comprar outras criptomoedas.

2011 – Ready Player One

Ready Player One é um romance de ficção científica de Ernest Cline, publicado em 2011. A história se passa em um futuro próximo, uma sociedade distópica onde as pessoas passam a maior parte do tempo em um mundo de realidade virtual chamado *OASIS*. O romance segue a história de Wade Watts, um jovem que se envolve em uma competição para encontrar um ovo de Páscoa escondido deixado pelo criador do *OASIS*, James Halliday. O ovo está escondido dentro do *OASIS*, e o vencedor do concurso herdará a vasta fortuna de Halliday e o controle do *OASIS*. Enquanto Wade e seus amigos procuram o ovo, eles também devem enfrentar a corporação que busca explorar o *OASIS* e seus usuários. O romance foi bem recebido pela crítica e se tornou um *best-seller*. Foi adaptado para o cinema em 2018.

2015 – Decentraland

Decentraland é uma plataforma de realidade virtual descentralizada construída na *blockchain Ethereum*. Foi fundada em 2015 e permite aos usuários criar, experimentar e monetizar conteúdo e aplicativos em um mundo virtual. Os usuários podem criar e possuir terras virtuais, que são representadas como *tokens* não fungíveis no *blockchain*, e podem construir e interagir com experiências virtuais nessa terra. *Decentraland* visa criar um mundo virtual descentralizado onde os usuários tenham controle total sobre suas experiências e o conteúdo que criam.

2016 – Pokemon GO

Pokemon GO é um jogo móvel de realidade aumentada (AR) desenvolvido e publicado pela Nintendo para dispositivos iOS e Android. O jogo foi lançado em julho de 2016 e rapidamente se tornou um fenômeno global, com milhões de pessoas jogando em seus *smartphones*. Em *Pokemon GO*, os jogadores usam o GPS de seus dispositivos para localizar, capturar, batalhar e treinar criaturas virtuais, chamadas Pokémon, que aparecem na tela como se estivessem no mesmo local do mundo real que o jogador. O jogo incentiva os jogadores a explorarem seus bairros e cidades locais para encontrar e capturar diferentes tipos de Pokémon, bem como visitar "*PokeStops*" e "*Gyms*" do mundo real para coletar itens do jogo e lutar contra os Pokémon de outros jogadores. O *Pokemon GO* foi elogiado pelo uso da tecnologia AR e por promover a atividade física, mas também foi criticado por causar distrações e acidentes.

2017 – *Fortnite*

Fortnite é um popular jogo *multiplayer* que foi lançado pela primeira vez em 2017 pela *Epic Games*. É um jogo de sobrevivência que apresenta um modo jogador contra o ambiente (PvE), chamado *"Save the World"* e um modo jogador contra o jogador (PvP) chamado *"Battle Royale"*. No modo *Battle Royale*, os jogadores são jogados em uma ilha e devem procurar armas e recursos enquanto lutam para ser o último jogador ou equipe sobrevivente. O jogo ganhou grande popularidade e se tornou um fenômeno cultural, com inúmeros torneios e jogadores profissionais. Está disponível em uma variedade de plataformas, incluindo PC, Xbox, PlayStation e Nintendo Switch.

2018 – *Axie Infinity*

Axie Infinity é um jogo baseado em *blockchain* desenvolvido pela *Sky Mavis*, uma empresa com sede no Vietnã. No jogo, os jogadores podem comprar, criar e trocar criaturas virtuais chamadas *Axies*, que são representadas por *tokens* não fungíveis (NFTs) na *Blockchain Ethereum*. Os jogadores podem participar de várias atividades dentro do jogo, como lutar contra os *Axies* de outros jogadores, explorar e completar missões em um mundo virtual chamado *Lunacia* e participar de eventos e torneios. *Axie Infinity* foi projetado para ser uma experiência de jogo divertida e envolvente, mas também tem um forte foco na construção de comunidades e interação social. Os jogadores podem ingressar em guildas no jogo, conversar com outros jogadores e participar de vários eventos e iniciativas da comunidade. O jogo ganhou seguidores significativos desde o seu lançamento, em 2018, com uma grande e ativa base de jogadores e uma forte presença nas comunidades de jogos NFT e *blockchain*.

2021.1 – *Microsoft Mesh*

O *Microsoft Mesh* é uma plataforma de realidade virtual (VR) que permite aos usuários colaborar em ambientes virtuais imersivos usando uma variedade de dispositivos, incluindo *headsets* VR e dispositivos de realidade aumentada (AR). Ele permite que os usuários trabalhem juntos em tempo real, como se estivessem no mesmo local físico, independentemente de sua localização real. O *Microsoft Mesh* foi projetado para ser usado em diversos cenários, incluindo reuniões remotas, treinamento e educação. Ainda está em desenvolvimento e ainda não foi lançado ao público.

2021.2 – Mark Zuckberger Anuncia a META

O CEO de uma das maiores plataformas de mídia social do mundo (*Facebook*), Mark Zuckerberg, menciona sobre a possibilidade da criação de plataformas de Metaverso em escala comercial para tornar algo onde as pessoas poderiam se conectar e interagir de maneira ainda mais profunda e significativa. Nesse sentido, a empresa detentora do *Facebook* é refundada como META.

2022 – Bem-Vindo ao Metaverso

Surgem os primeiros dispositivos comerciais (p. ex., *Oculus Quest 2*) a serem utilizados em plataformas de realidade virtual (p. ex., *Engage VR*) permitindo a criação de ambientes imersivos acessados remotamente, que possibilitam interação e participação de múltiplos usuários em um mesmo cenário virtual.

DEFINIÇÃO E CARACTERÍSTICAS

Analisando a evolução da era digital, iniciada pelo *mainframe* (supercomputadores IBM), sucedida pela computação pessoal (PC) e, em seguida, pela internet, dispositivos móveis e em nuvem, podemos concluir que nós como sociedade, embora tenhamos aprendido a nos comunicar em interfaces 2D, nossa experiência de interação interpessoal no mundo físico real é, de fato, em 3D. Portanto, faz sentido que muitos acreditem que a próxima evolução da era digital sejam as experiências em 3D, ou seja, aquelas que promovem uma sensação de profundidade.

Às vezes é útil explicar o que o Metaverso não é. Primeiro, não é apenas realidade virtual imersiva em um videogame. O Metaverso é uma combinação de muitas tecnologias diferentes, e não apenas um jogo. Ele não substituirá a internet, mas construirá iterativamente sobre ela.

Vamos iniciar nossa definição de Metaverso constituindo-o em três grandes componentes: **hardware, software e networking/streaming.** O *hardware* corresponde aos dispositivos computadorizados, e o principal deles os vestíveis, que abrangem os sentidos da visão, tato e audição. O *software* corresponde aos programas de computadores que permitem a criação do mundo virtual e, finalmente, o *networking*, que corresponde à transmissão de dados e à interação destes com a internet. Todos esses componentes agrupados permitem a criação de plataformas a operarem em ambientes virtuais ditos Metaverso.

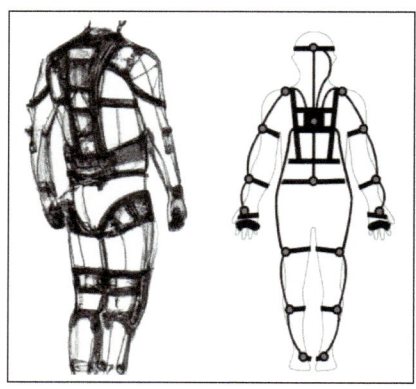
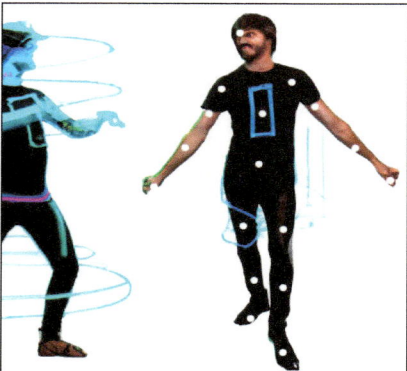
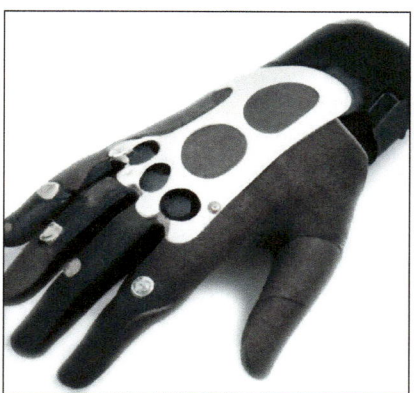
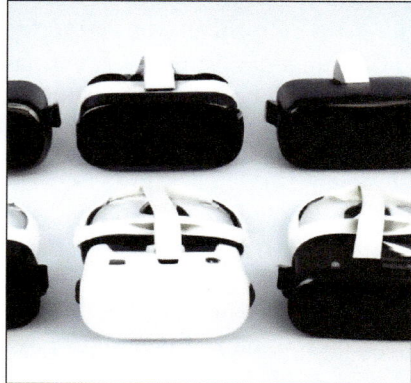

Em termos de **hardware** vestíveis, os principais hoje no mercado são os dispositivos audiovisuais com manoplas (*headset VR*). Graças a sensores de movimento, eles reagem a movimentos corporais contando com giroscópios (orientação e velocidade rotacional) e acelerômetros (aceleração corporal a partir do repouso), que permitem ao usuário mapear o ambiente físico e se deslocar pelo ambiente virtual respeitando os limites do ambiente real. Outra característica é a estereoscopia, que é a criação de imagens separadas para cada olho (imagem binocular) com o intuito de proporcionar sensação de profundidade.

Dentre os vários dispositivos lançados no mercado, citamos o *Oculus Quest 2*, da Meta (Empresa advinda do *Facebook*, em 2014). Este dispositivo difere de outros por ter a finalidade de ter sido desenhado para ser utilizado em plataformas de Metaverso.

O dispositivo *Oculus Quest 2* conta com a tecnologia DoF 6 (*Six degrees of freedom*), uma abreviatura comum que significa "Grau de Liberdade". O número antes dele mostra quantos eixos diferentes estão sendo rastreados: 3 ou 6, 3DoF *vs* 6DoF. Ao decidir qual tipo de fone de ouvido VR comprar, é essencial considerar seus recursos de rastreamento DoF: 3DoF é suficiente para vídeo 360, enquanto 3D VR requer 6DoF.

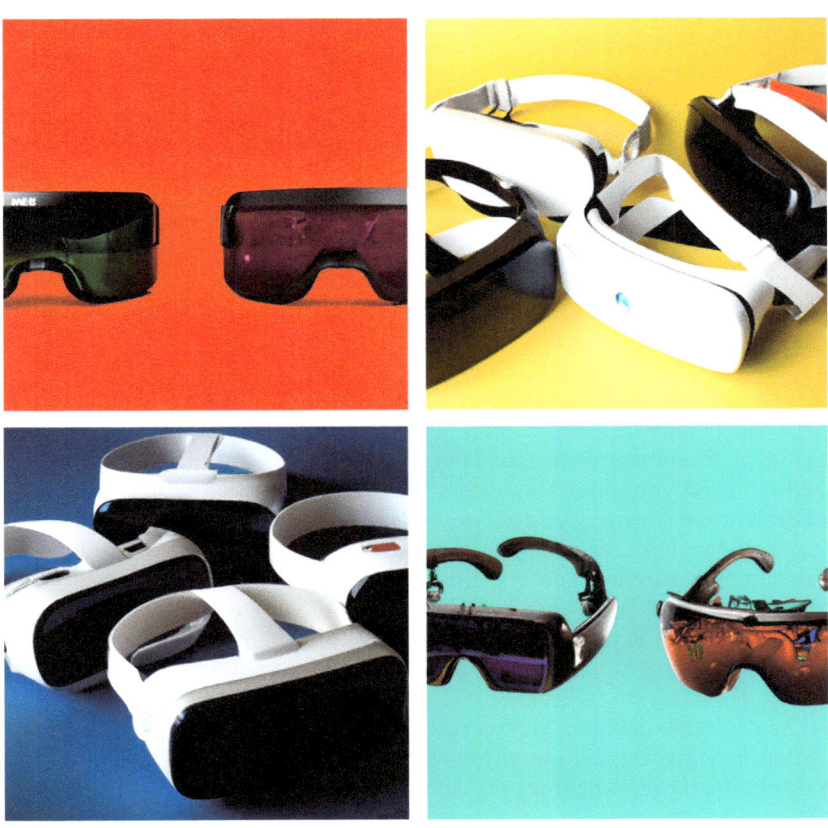

Por que um 3DoF VR é suficiente para vídeos em 360 graus? Bem, em vídeos de 360 graus, você não pode alterar a distância dos objetos na sala. Com fones de ouvido 3DoF, você só pode se mover em ambientes 3D com *joysticks*, mas não com seu movimento físico. Se você quiser usar ambientes 3D, é necessário um fone de ouvido 6DoF. Ele permite o rastreamento de seu movimento físico pelo giroscópio, permitindo o movimento virtual.

Existem três eixos principais, os translacionais, e o de três eixos secundários, também conhecidos como rotacionais. Seis eixos no total. Quando um dispositivo VR tem 3DoF, ele será rotacional ou translacional, mas não ambos. Uma experiência de 6 graus permite eixos principais e secundários. Portanto, se você deseja rastrear os movimentos da cabeça e do corpo físico, um 6DoF é definitivamente a melhor opção para você.

Essa tecnologia faz a diferença e torna o ambiente virtual, de fato, imersivo, pois além do deslocamento feito pelo usuário, é possível "pegar" objetos, acionar comandos e disparar ação, como por exemplo, ligar um *player* de vídeo ou até mesmo sequenciar ações por tentativa e erro. É um ambiente propício ao aprendizado, pois ali tem inúmeras interações e pode ser acessada por múltiplos usuários ao mesmo tempo.

Com relação ao *software*, temos hoje plataformas que permitem a criação de ambientes personalizáveis. As plataformas mais populares são as públicas, que permitem o acesso do público geral em versões gratuitas e pagas, e o *ENGAGE VR* é, provavelmente, a mais utilizada no mundo atual.

Outros aspectos relacionados com a evolução da era digital em direção ao Metaverso são as características associadas à transmissão e ao processamento de dados, dito ***networking/streaming,*** como a **renderização, interoperabilidade, recursividade e resiliência de dados.**

A **renderização** em tempo real refere-se ao processo de geração de uma imagem de computador. Ela permite um processamento de dados instantâneo em larga escala, que se torna crucial quando utilizado em experiência síncrona com múltiplos usuários, como ocorre com os jogos virtuais interativos.

A **interoperabilidade** na internet permite a conexão de plataformas, em que é possível, por exemplo, baixar uma imagem do seu Facebook, carregá-la no *Snapchat* e transformá-la em uma apresentação de *slides* para postar no YouTube. Ela se refere, portanto, à capacidade de interação de diferentes sistemas autônomos ou simulações operadas independentemente, que, no caso do Metaverso, corresponde a mundos virtuais renderizados em 3D, com segurança e coerência.

A **recursividade** ocorre quando se inventa uma nova tecnologia ou *software*, e essa nova tecnologia é respondida por consumidores e desenvolvedores que constroem coisas novas ou usam essa tecnologia de maneiras não previstas.

Finalmente, a **resiliência** é a preservação dos dados: direitos, conteúdo, ativos e serviços de identidade em caso de panes, catástrofes ou invasões na rede de computadores. É um conjunto de ações e programas que visa manter os dados vitais essenciais à continuidade do sistema.

A partir da construção do Metaverso baseado nestes três grandes componentes citados anteriormente, ele pode ser previsto em diferentes cenários. Em 2006, um evento público intersetorial organizado pela *Acceleration Studies Foundation* reuniu vários especialistas em tecnologia de informação para traçarem os rumos do Metaverso até 2025. Nele, o Metaverso foi concebido em quatro cenários a partir de dois eixos: **acréscimo/simulação** e **íntimo/externo. Acréscimo** refere-se a tecnologias que adicionam novos recursos a sistemas reais existentes; no contexto do Metaverso, isso significa acréscimo em nossa percepção do ambiente físico. **Simulação** refere-se a tecnologias que modelam a realidade (ou realidades paralelas), oferecendo ambientes totalmente novos; no contexto do Metaverso, isso significa mundos simulados interativos. **Íntimo** refere-se a tecnologias focadas na identidade e nas ações do indivíduo ou objeto; no contexto do Metaverso, o usuário (ou objeto semi-inteligente) tem agência no ambiente, seja por meio do uso de um avatar/perfil digital ou por meio da aparição direta como ator no sistema. **Externo** refere-se a tecnologias voltadas para fora, para o mundo em geral; no contexto do Metaverso, isso significa informações e controle do mundo ao redor do usuário.

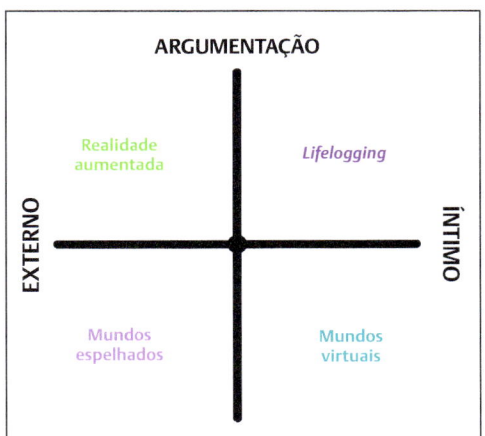
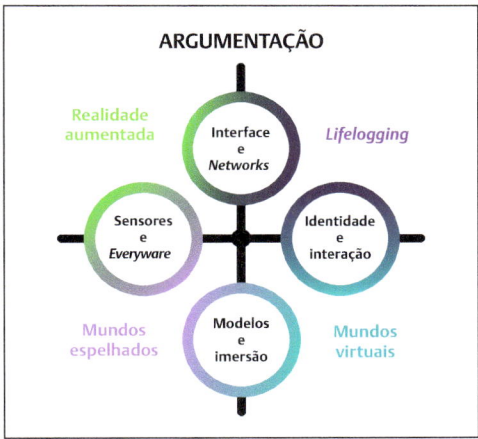

Os 4 cenários concebidos para o Metaverso, a partir da intersecção dos 2 eixos descritos acima, foram designados de: realidade aumentada, registro de vida, mundo espelhado e realidade virtual. A realidade aumentada representa um acréscimo de informação ao mundo externo. Refere-se a uma forma de tecnologia que expande o mundo físico real fora de um indivíduo, usando um sistema com reconhecimento de localização e interface que adiciona informações em camadas. O registro de vida representa um aumento do mundo interior, onde as pessoas usam dispositivos inteligentes para registrar suas vidas diárias na internet ou *smartphones*. O mundo do espelho é uma simulação do mundo externo que se refere a um modelo virtual aprimorado por computador, visando um "reflexo" do mundo real, como visto em mapas geográficos interativos (p. ex., *google maps*). A realidade virtual é um cenário de Metaverso que simula o mundo interior. Ela utiliza uma tecnologia mais sofisticada que inclui gráficos 3D, avatares e ferramentas de comunicação instantânea.

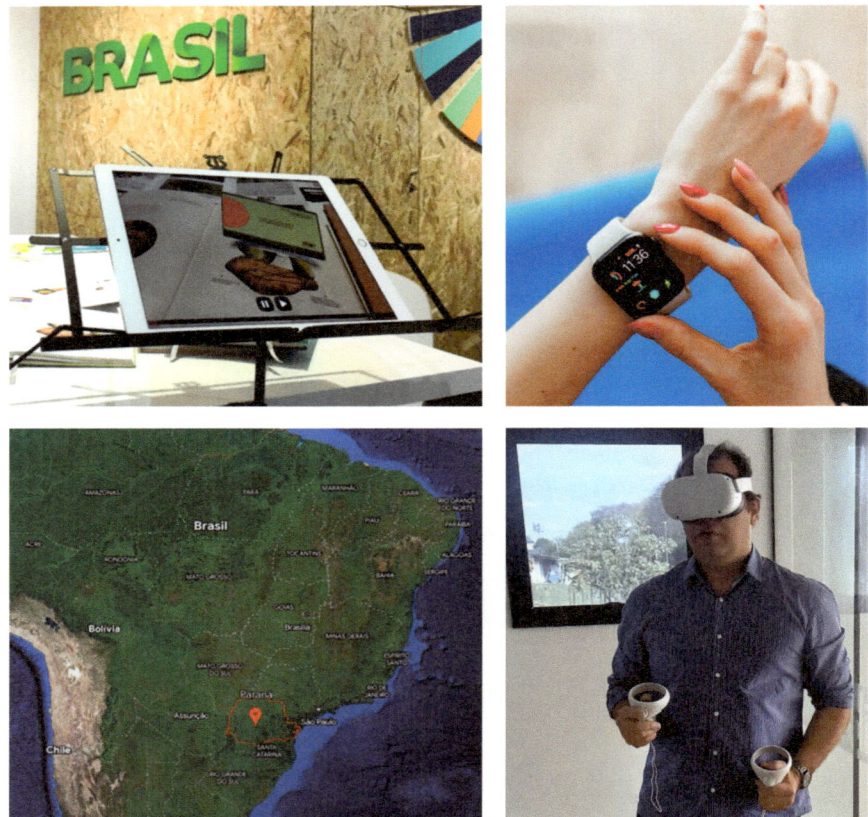

Finalizamos este capítulo citando um autor chamado Mathew Ball, CEO e fundador da Epyllion, que escreveu algumas previsões sobre essa nova realidade futura no seu livro "*O Metaverso: e como ele revolucionará tudo*". Em um vídeo intitulado "*The metaverse explained in 14 minutes*", ele descreve o Metaverso como uma realidade paralela à vida real, onde será possível negociar valores, comprar, vender, trabalhar, se divertir, enfim, passar horas imerso neste ambiente virtual, "*...um ambiente em rede massivamente dimensionada e interoperável de mundos virtuais 3D renderizados em tempo real que podem ser experimentados de forma síncrona e persistente por um número efetivamente ilimitado de usuários...*", e complementa seu raciocínio com uma previsão: "*O Metaverso está chegando. Não tem volta. A maioria das previsões acredita que o Metaverso, até o final da década, terá um valor de mercado entre US$ 6 e US$ 13 trilhões. Há confusão ou desacordo sobre exatamente o que é, o que requer, quando chega. Acho que muitas pessoas ouviram o termo 'Metaverso' no ano passado com a ideia de que a sociedade vai se transformar. O Metaverso não é uma visão clara e abrangente do futuro - é uma ambição, é uma hipótese. Em sua essência, o Metaverso deve ser entendido como uma quarta onda de computação e rede... E não é totalmente previsível. Assim como não havia um entendimento técnico em 1995 que previsse exatamente como seria a vida agora na Internet.*"

BIBLIOGRAFIA

http://www.metaverseroadmap.org/overview/ (2006)

Matthew Ball. The metaverse explained in 14 minutes. 2022. https://www.youtube.com/watch?v=4S-4 mTvK4cI

Matthew Ball. The Metaverse: And How It Will Revolutionize Everything LIVERIGHT. 2022.

AS PLATAFORMAS DIGITAIS DO METAVERSO (XR – EXTENDED REALITY)

Mauro Castro ▪ Eduardo Aimore Bonin

As plataformas digitais que compõem o Metaverso, ditas *extended reality (XR)*, podem ser usadas não apenas para entretenimento e comunicação, mas também ensino/aprendizagem. No contexto de ensino, as plataformas *XR* podem ser uma ferramenta valiosa porque permite ao usuário experimentar situações e ambientes que podem ser difíceis, custosos ou perigosos de serem experimentados na vida real. Elas também propiciam avaliação automatizada do praticante (sem a necessidade de um tutor), para, enfim, proporcionar experiências de aprendizagem mais imersivas e envolventes, o que pode aumentar a motivação dos alunos.

As três plataformas *XR* permitem três profundidades de interação: completa (ou total), semi (ou parcial) e não imersiva. O conteúdo totalmente imersivo requer dispositivos vestíveis, como os dispositivos de cabeça (óculos VR), que permitem que os usuários façam parte do ambiente virtual eliminando todas as informações externas. O semi-imersivo usa um ambiente ou equipamento real compatível e conectado a uma tela de computador para aumentar o nível de imersão sem cortar todas as informações externas e, finalmente, o conteúdo não imersivo não requer qualquer dispositivo vestível para interagir com o usuário; é possível utilizá-lo através de *smartphones*.[1] A profundidade de imersão é diretamente proporcional à complexidade, isto é, as plataformas *XR* que proporcionam total imersão são as mais complexas, porém, isto não reflete, necessariamente, em maior qualidade de ensino. Outra questão importante é o custo de implantação e manutenção, estando as não imersivas relacionadas com um custo mais baixo, sendo mais viáveis em algumas situações.

O processo de ensino/aprendizagem consiste na transmissão de conhecimento/conteúdo por meio de uma operação de entrega e retenção. No campo da pedagogia teórica, existem vários processos (ou práticas) pedagógicos clássicos descritos na literatura: aprendizagem por descoberta, construtivismo, cognição situada, instrução direta ou outras abordagens não classificadas (não proporcionadas em salas de aula convencionais), como o conectivismo. Portanto, a utilização de plataformas XR no ensino pode resultar em experiências pedagógicas ainda não exploradas e, possivelmente, mais eficazes.[2]

A maioria das plataformas *XR* aborda o construtivismo e suas variantes (p. ex., aprendizagem por resolução de problemas, experimentalismo) isto é, o conhecimento é construído pelo próprio aprendiz por meio de um processo mental ativo em busca de autodesenvolvimento. Para o aprendizado de tarefas manuais sistematizadas, como em cirurgia (que veremos adiante, em Metaverso na área da saúde), Kolb (1984) descreveu um ciclo de aprendizagem construtivista envolvendo quatro habilidades: experiência concreta, observação reflexiva, conceituação abstrata e experimentação ativa, esta última etapa também conhecida por "aprender fazendo".[3] Fowler *et al.* (2015), por sua vez, descrevem um modelo de aprendizagem em ambientes virtuais 3D baseado no estudo pioneiro de Dalgarno e Lee (2010), em que o aprendizado ocorre pelo encontro da intenção com o desfecho dos objetivos do aprendizado.[4,5] Este difere do conceito *Learning by Design,* ou *Design-Based Learning,* um conceito desenvolvido por Doreen Nelson em 1980, em que os aprendizes criam práticas por meio de uma história, criam protótipos/personagens e estabelecem metas e regras (p. ex., desafios de robótica em escolas).

Outro conceito teórico em processo de aprendizagem envolvendo a utilização de recursos audiovisuais, o cone de experiência, tem sido bastante discutido e difundido por entusiastas em tecnologia. Descrito inicialmente em um contexto empírico por Edgar Dale (1946), e também difundido por William Glasser, ele enumera as experiências de aprendizagem em três modos: enativo (aprender fazendo), icônico (aprender por meio da observação) e experiência simbólica (aprender por meio da abstração).[6] O uso de recursos interativos em realidade virtual permite aplicar os três fundamentos do cone de aprendizagem, desde a prática ao abstrato.

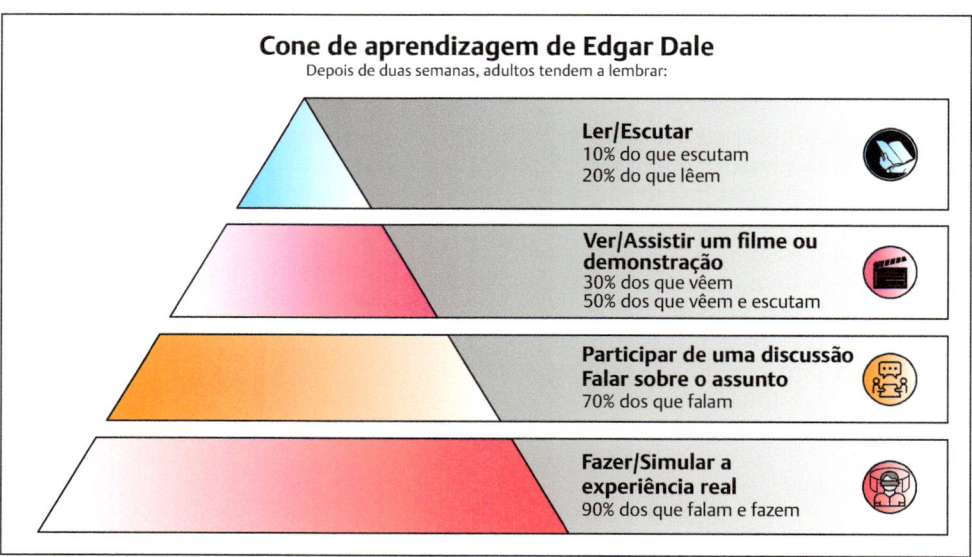

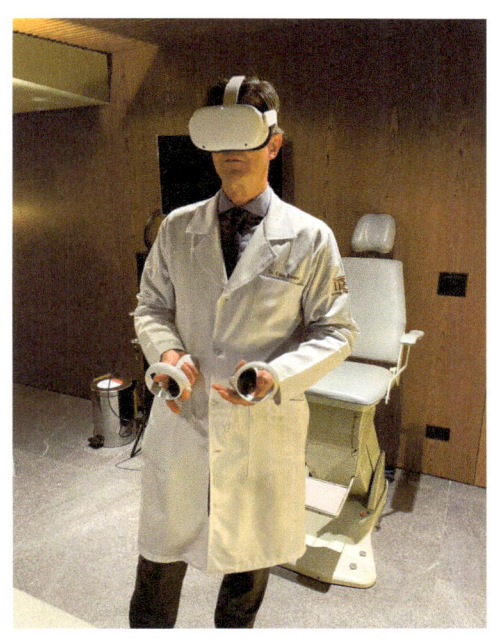

AS PLATAFORMAS DIGITAIS DO METAVERSO *(XR – EXTENDED REALITY)*

Dr. Caio M. Soares utilizando o *headset* de Realidade Virtual Oculus Quest 2.

Para os entusiastas, portanto, o uso de plataformas *XR* pode ser uma ferramenta eficaz para o aprendizado porque a utilização de recursos audiovisuais interativos permite ao cérebro processar informações de maneira mais natural e integrada. Quando as pessoas interagem às plataformas *XR*, seus cérebros reagem de maneira semelhante às situações reais, o que pode ajudar a aumentar a compreensão e a consequente retenção de conhecimento. Além disso, as plataformas *XR* também podem ser usadas para criar experiências de aprendizagem mais personalizadas, permitindo que os alunos aprendam em seu próprio ritmo e de acordo com seus próprios interesses.

O grande desafio da utilização destas plataformas reside na avaliação objetiva quanto à retenção de conhecimento, pois poucos estudos investigaram efetivamente o impacto da tecnologia nos resultados de aprendizagem, com a maioria focando em sua usabilidade.[7] Um exemplo de aprendizado focado na usabilidade é o praticante aprender a utilizar a plataforma, desenvolver a atividade proposta com desenvoltura, mas sem que isto resulte, necessariamente, em retenção de conhecimento. Um simulador virtual de cirurgia, por exemplo, para ser considerado uma ferramenta de ensino, deve passar por um processo de avaliação objetiva, ao que chamamos de validação. Um simulador deve possuir verossimilhança com o mundo real (validação de face), possuir conteúdo relevante ao aprendizado e ser capaz de distinguir o cirurgião experiente de um novato (validação de constructo). Outro aspecto é que o desempenho de aprendizado aumenta proporcionalmente com a excitação mental, mas apenas até atingir um ápice, onde a partir dele ocorre uma inflexão (negativa), principalmente para o aprendizado de tarefas mais complexas (Lei de Yerske-Dodson, 1908).

A seguir vamos descrever as três principais plataformas associadas ao Metaverso.

REALIDADE AUMENTADA

A realidade aumentada (RA) envolve a utilização de tecnologias de visualização baseada em três pilares; a captação de imagens reais em alta definição por meio de câmeras digitais, a produção de gráficos digitais e a sobreposição destas no ambiente físico em tempo real. A RA é um termo que se refere ao uso destes três componentes através de dispositivos móveis (*smartphones* e *tablets*), de maneira a criar uma experiência híbrida a ser utilizada em diversos contextos, incluindo o ensino. A RA representa a mais simples das plataformas *XR*, e a de menor custo.

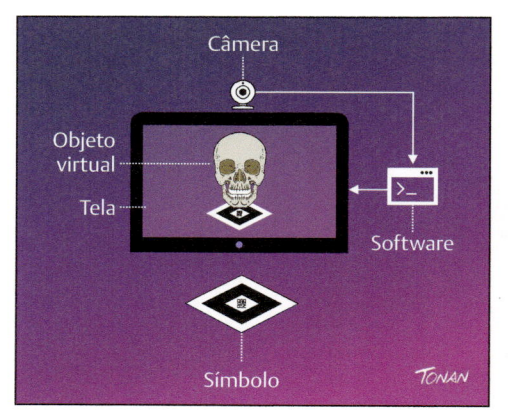

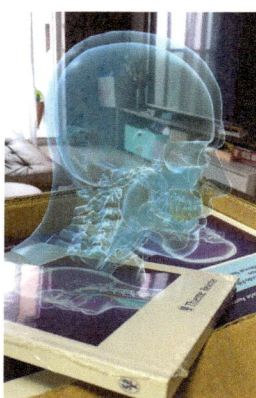

REALIDADE VIRTUAL

A realidade virtual (RV) é uma tecnologia que permite a criação de experiências totalmente imersivas em um ambiente computadorizado. Isso é feito por meio de dispositivos especiais, como equipamentos de simulação, que permitem ao usuário interagir com o ambiente virtual de maneira semelhante à como faria na vida real. O grande desafio para a construção de um simulador em realidade virtual é a validação de face, ou seja, ele possuir um realismo mais fidedigno da situação que se planeja reproduzir. Ele requer uma reprodução de múltiplas funções sensoriais do corpo humano, incluindo a sensibilidade ao toque (sensibilidade háptica).

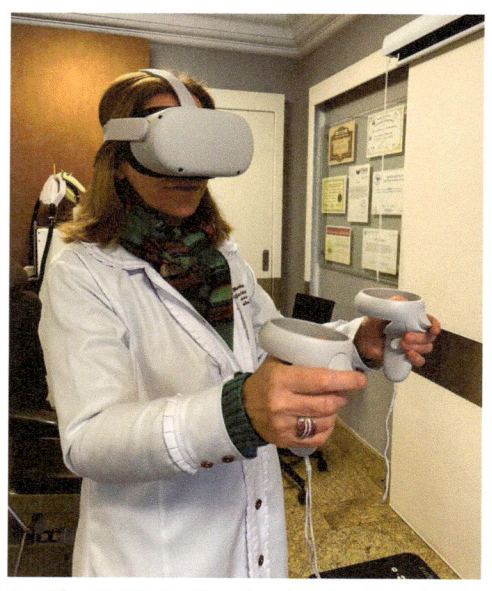

Dra. Elen De Masi utilizando o *headset* de Realidade Virtual Oculus Quest 2.

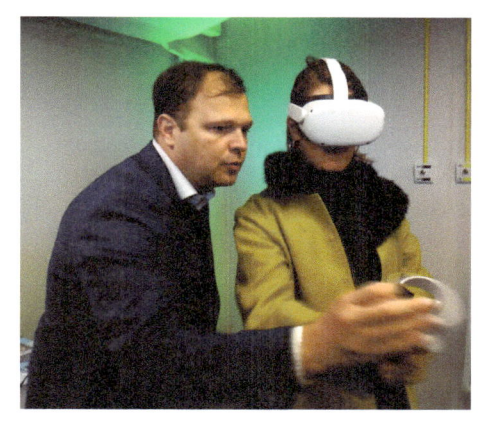

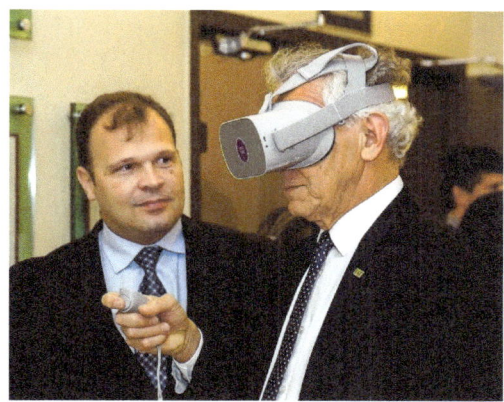

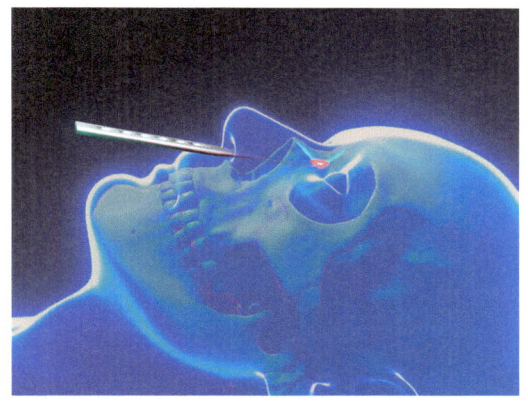

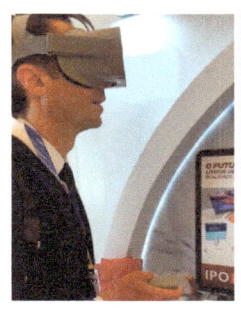

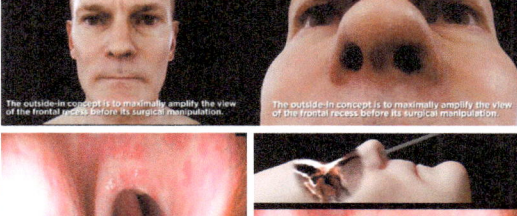

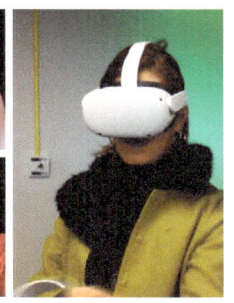

AS PLATAFORMAS DIGITAIS DO METAVERSO *(XR – EXTENDED REALITY)* **17**

REALIDADE MISTA

A realidade mista (RM) é uma tecnologia que combina elementos da realidade virtual (RV) e da realidade aumentada (RA) para criar experiências imersivas e interativas entre os mundos real e virtual. Ela permite a sobreposição de elementos gráficos (imagens, vídeos, modelos 3D e áudio) a ambientes físicos, ou seja, é possível acessar informações digitais no ambiente físico, real, através de dispositivos vestíveis (óculos VR, p. ex., *Microsoft Hololens, Oculus Quest 2* e *Magic Leap*). A RM permite acesso às plataformas de Metaverso mais modernas, onde o usuário pratica nele por meio da criação de um personagem (avatar).

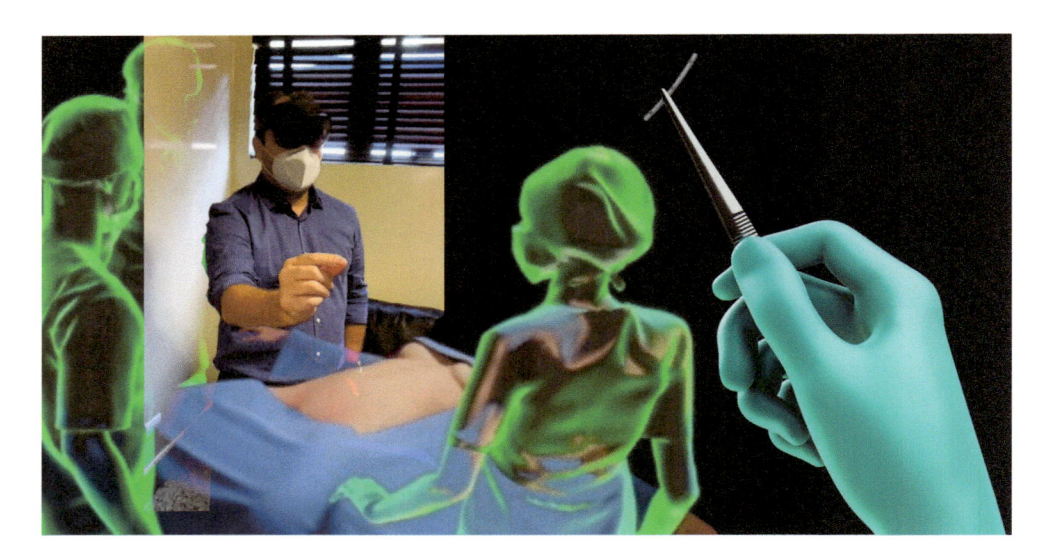

REFERÊNCIAS BIBLIOGRÁFICAS

1. Alqahtani AS, Daghestani LF, Ibrahim LF. Environments and system types of virtual reality technology in STEM: A survey. Int J Adv Comput Sci Appl IJACSA. 2017;8:77-89.
2. Johnston E, Olivas G, Steele P, Smith C, Bailey L. (Exploring pedagogical foundations of existing virtual reality educational applications: a content analysis study. Journal of Educational Technology Systems. 2018;46(4):414-39.
3. Kolb DA. Experiential learning: experience as the source of learning and development. New Jersey: Prentice-Hall; 1984.
4. Fowler C. Learning activities in 3-D virtual worlds. Br J Educ Technol. 2015;46:412-22.
5. Dalgarno B, Lee MJW. What are the learning affordances of 3-D virtual environments? British Journal of Educational Technology. 2010;41:10-32.
6. Lee SJ, Reeves TC. Edgar Dale: A significant contributor to the field of educational technology. Educational Technology. 2007;47(6):56.
7. Radianti J, Majchrzak TA, Fromm J, Wohlgenannt I. A systematic review of immersive virtual reality applications for higher education: Design elements, lessons learned, and research agenda. Computers and Education. 2020;147:124-33.

O METAVERSO NA ÁREA DA SAÚDE

Mauro Castro ▪ Eduardo Aimore Bonin
Heitor Consani ▪ Giselle Coelho

Na área da saúde, o Metaverso e suas plataformas XR têm sido utilizadas para várias finalidades. Embora bastante mencionada para a área de ensino, ela também tem sido referida como ferramenta para prevenção e tratamento, bem como no auxílio à pesquisa. Estas tecnologias podem, por exemplo, facilitar alguns aspectos no atendimento clínico em psiquiatria, permitindo a problematização de pacientes com a utilização de avatares. Por sua característica visual iconográfica e a possibilidade do emprego de conteúdo em formato de roteiro (*storyboard*), o Metaverso pode ser útil no ensino lúdico em saúde para crianças e prevenção em saúde para leigos. A tendência é observarmos maior utilização do Metaverso em várias áreas do conhecimento voltadas à saúde na medida em que ocorra uma popularização dos dispositivos vestíveis (p. ex., óculos VR).

O ENSINO NO METAVERSO

No ensino em saúde, alguns exemplos da utilização do Metaverso incluem desenvolvimento de habilidades clínicas voltadas a propedêutica ou procedimentos, como técnicas de ressuscitação e emergências médicas e treinamento em procedimentos cirúrgicos, que podem ser empregados na graduação de diversas áreas do conhecimento em saúde (Medicina, Enfermagem, Fisioterapia, dentre outras) e especializadas (cirurgia, clínica). O emprego do Metaverso possibilita, também, tutoramento a distância em tempo real mediado por avatares durante procedimentos médicos ou atendimento clínico. Outra aplicabilidade a ser explorada é gestão em saúde.

Como ferramenta educacional, o Metaverso possui cinco características, denominadas de "5 Cs":

1. Fato **Canônico**: o espaço-tempo do Metaverso é criado e expandido em conjunto por ambos desenvolvedores e participantes;
2. **Criador** (qualquer pessoa no Metaverso): pode criar conteúdo;
3. Moeda digital (***Currency***): a produção e o consumo são possíveis;
4. **Continuidade**: a vida cotidiana é garantida pelo Metaverso, independente do acesso individual;
5. **Conexão**: o Metaverso conecta o real e o virtual; conecta os mundos do Metaverso e conecta pessoas (avatares), tornando-se uma comunidade.[1]

Outro aspecto a ser citado no ensino é a aceitação de tecnologia pelo usuário. Para avaliá-lo, existe um modelo teórico denominado de modelo de aceitação de tecnologia (MAT) desenvolvido com o intuito de investigar como os usuários aceitam e usam uma tecnologia específica em função da sua utilidade percebida, sua facilidade de uso percebida, a atitude em relação ao seu uso e seu uso real.[2]

Algumas das principais vantagens do uso de plataformas XR no aprendizado em saúde incluem:

- *Imersão:* permite que os estudantes se sintam "dentro" de um ambiente de aprendizado, o que pode aumentar o engajamento.
- *Realismo:* simula situações e procedimentos com alto grau de realismo, permitindo que os estudantes pratiquem habilidades clínicas antes de serem colocados frente a situações reais. Isto pode aumentar a confiança na tomada de decisões e permite preparação de praticantes em qualquer nível de instrução, podendo, também, ser muito útil para treinar especialistas em situações raramente usadas em sua prática clínica diária.
- *Redução de risco:* ajuda a minimizar o risco de erros ou acidentes durante o treinamento, pois permite que os estudantes pratiquem habilidades e tomem decisões em um ambiente seguro e controlado.
- *Logística/econômica:* pode ser mais econômica do que outras formas de treinamento, pois não é necessário deslocar os tutores ou estudantes para o local de treinamento. Permite a quebra de barreiras geográficas e que os estudantes de qualquer lugar do mundo possam participar de aulas e treinamentos práticos, sendo especialmente útil em países onde o acesso ao ensino de Medicina é limitado ou onde há falta de recursos para a prática clínica.
- *Questões bioéticas:* dispensa a utilização de cadáveres ou animais.
- *Conveniência:* proporciona horas ilimitadas de treinamento prático a qualquer tempo em qualquer lugar.

Dentre os desafios do uso dessas novas tecnologias, que se encontram em estado experimental, listamos o risco de dependência, a dificuldade para adaptação ao uso de dispositivos vestíveis, os custos de implantação e a manutenção, não substitui incontáveis aspectos cruciais da vida real, e riscos à sociabilidade e privacidade no mundo real.

ESTUDOS DE CASOS

Nesta seção pretende-se demonstrar a aplicabilidade do Metaverso, onde, por meio de apresentação de casos reais realizados no Brasil, serão discutidos aspectos práticos relacionados com sua implantação e viabilidade.

Estudo de Público-Alvo e Mercado

A comunidade médica e os profissionais da área de saúde no Brasil são uma parte importante do sistema de saúde do país, responsáveis por prestar cuidados de saúde aos cidadãos e contribuir para a melhoria da saúde da população.

Os profissionais da área de saúde incluem médicos, enfermeiros, técnicos de enfermagem, fisioterapeutas, terapeutas ocupacionais, dentistas, farmacêuticos, psicólogos, entre outros. Eles trabalham em diversos tipos de instituições, incluindo hospitais, clínicas, consultórios médicos, centros de saúde e outras instituições de saúde.

A comunidade médica também é composta por médicos e outros profissionais de saúde que atuam em diferentes especialidades, como clínica médica, cirurgia, pediatria, ginecologia, entre outras. Esses profissionais são responsáveis por diagnosticar e tratar doenças, bem como prestar cuidados preventivos e de promoção da saúde.

Em geral, os profissionais da área de saúde no Brasil são altamente treinados e qualificados e trabalham para garantir que os pacientes recebam os melhores cuidados possíveis.

Eles desempenham um papel importante na manutenção da saúde da população e no tratamento de doenças e condições de saúde.

De acordo com o CFM (Conselho Federal de Medicina), o Brasil tem hoje mais do que o dobro de médicos que tinha no início do século. Em 2000, eram 230.110 médicos. Em 2021 eles somam 508.804 profissionais. Nesse período, a relação de médico por 1.000 habitantes também aumentou significativamente, na média nacional. Passou de 1,41 para 2,38. É o que mostra o estudo de Demografia Médica no Brasil 2023, resultado de uma colaboração entre o Conselho Federal de Medicina (CFM), a Associação Médica Brasileira (AMB), a Fundação Faculdade de Medicina (FFM), além do apoio da Organização Pan-Americana de Saúde (OPAS) e do Ministério da Saúde.

Estes profissionais demandam treinamento padronizado e qualidade que os submetam a avaliações rigorosas e condizentes com as milhares patologias existentes.

Estudo de um Produto Mínimo Viável (Protótipo)

Aos que desejam montar um ambiente de treinamento médico robusto e eficaz para ser oferecido para a indústria médica e da saúde, na presente obra descrevemos as etapas do desenvolvimento de um protótipo dentro do conceito de MVP *(Minimum Viable Product)*.

O primeiro passo para se criar uma aplicação em um ambiente eficaz de aprendizagem médica é levar em consideração alguns aspectos da utilização de tais tecnologias:

1. *Conteúdo amplo e de relevância:* o conteúdo é e sempre será o protagonista em qualquer ambiente de aprendizagem. Se o conteúdo não for relevante, ele não vai atrair o público devido.
2. *Validação científica:* faz-se necessário ter a presença de um médico/instituição que validem os conteúdos e os torne viável para uma utilização universal. Isso não significa que o curso deve ser "assinado" pelo médico/instituição. Este material deve ser *white label* e acessível a todos.
3. *Diversidade:* o curso não pode ser excludente. O conteúdo deve ser acessado por todos e não apenas aqueles que possuírem os melhores *devices*.
4. *Triple way:* a experiência deve ser disponibilizada nas três principais formas de acesso, como: *desktop* (PC - *personal computer*), *mobile* (*smartphones* e *tablets*) e numa opção mais sofisticada através de óculos de realidade virtual. Dessa forma contemplamos as mais variadas e usuais formas de acesso ao conteúdo.
5. *Design:* segundo os gregos, o Belo e o Bom refletem a vida em perfeito equilíbrio. Assim se articulam, na ética de Platão, o Belo e o Bom, pois uma forma é bela se ela constitui em si mesma um todo perfeitamente harmonioso. O Belo é, então, a forma manifesta do Bem. A beleza carrega a ideia de harmonia.
6. *Hiper-realismo:* a experiência deve prover situações e simulações muito próximas da vida real. Dessa forma o processo de aprendizagem e retenção de memória torna-se eficaz.
7. *Precificação correta:* não adianta desenvolver um produto que seja financeiramente inacessível. É necessário planejar os custos de produção levando em consideração o tempo do ROI (*Return of investment*).
8. *Público-alvo:* é necessário que a demanda pelo curso/treinamento venha de quem vai utilizar o mesmo. As tecnologias estão disponíveis para suprir as demandas e deficiências do mercado, porém, elas não sabem do que o mercado necessita. Um curso muito específico pode não ser viável em decorrência do pequeno número de profissionais naquela área, neste caso, procuramos outras opções como animação em 3D

convencional. Um estudo do público-alvo atualizado se faz mais do que necessário para se entender o horizonte de usuários e potenciais clientes.
9. *Marketing:* segundo o ditado popular, quem não é visto não é lembrado. Não adianta ter o melhor instrumento de aprendizagem e ninguém saber disso. É necessária a ampla divulgação e explicação adequada de que "dor" este produto está tratando.
10. *UI/UX e Evangelização:* nem todos os profissionais estão familiarizados com as tecnologias disponíveis. Alguns deles "se esquivam" de situações que envolvem tecnologias por não conseguir progresso em tais meios. Um bom trabalho de UI/UX (*User Interface* e *User Experience*) para melhorar a jornada e experiência do usuário é imprescindível na concepção do projeto, assim como uma boa dose de didática ao apresentar o produto e os benefícios que ele traz.

Com base nesses tópicos anteriores, é possível desenvolvermos um protótipo MVP (*Minimum viable product*), com conteúdo de vídeos e animações em 3D preexistentes com o objetivo de testar a receptividade do projeto e o formato desse novo ambiente de aprendizagem. O protótipo MVP tem quatro estágios de implantação. São eles:

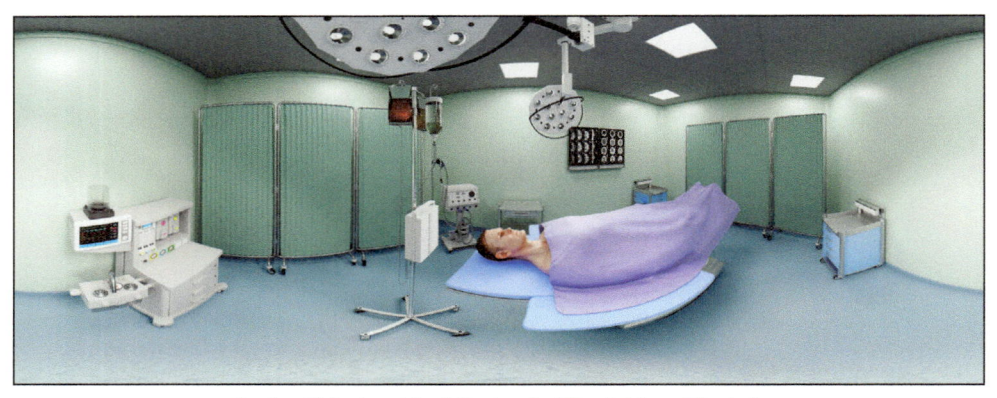

Centro Cirúrgico virtual (Ilustração 3D – Adriano Oliveira).

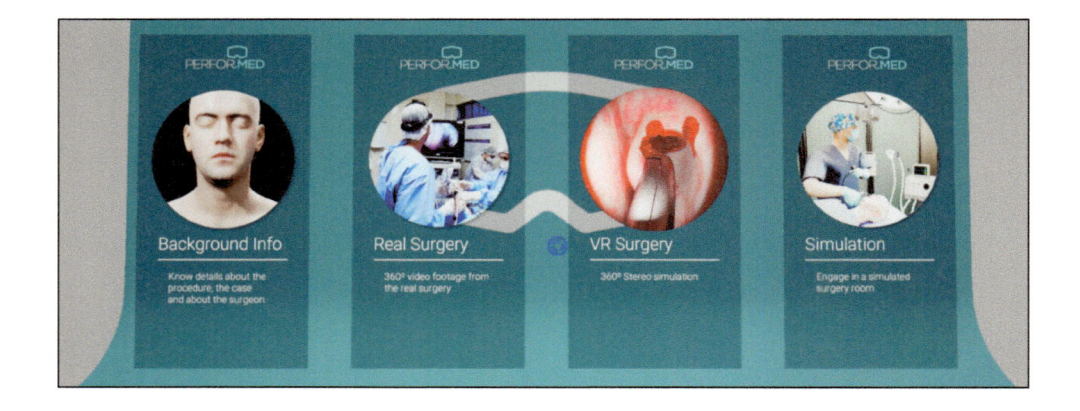

1. *Background Info:* informações básicas sobre o paciente, a patologia a indicação cirúrgica, a técnica da cirurgia a ser utilizada e o médico cirurgião que vai operar o paciente.

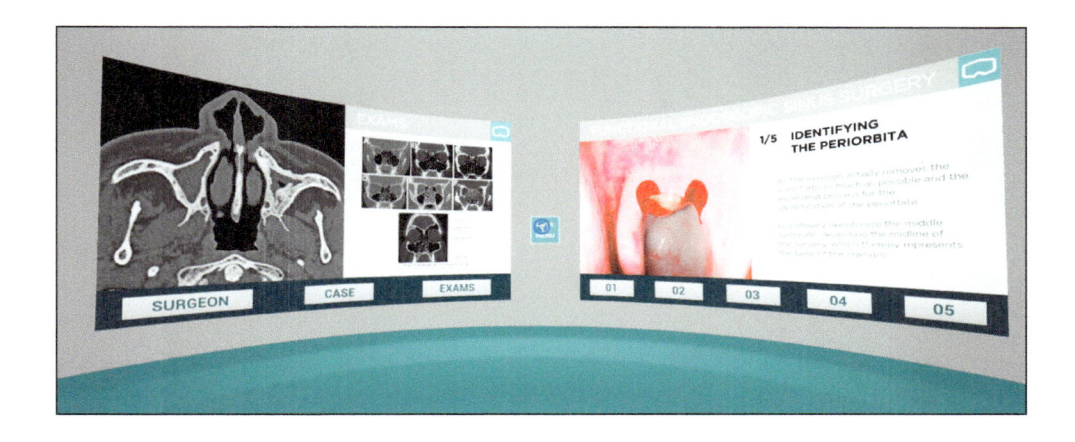

2. *Real Surgery:* uma imersão 360 graus no centro cirúrgico real. O objetivo deste módulo é colocar o usuário no ambiente real e familiarizá-lo com a dinâmica do espaço e participantes da cirurgia.

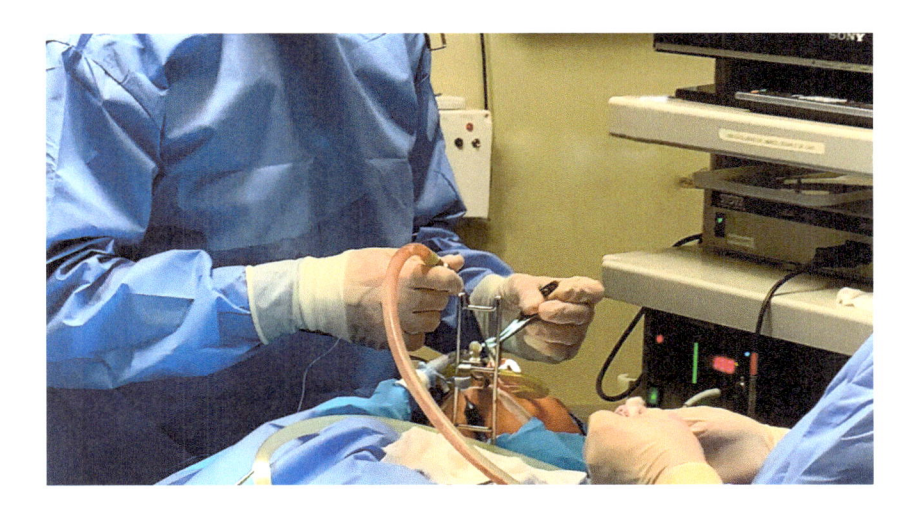

3. *VR Surgery:* neste módulo é feita uma viagem virtual no corpo do paciente, neste caso o nariz é visto sob o ponto de vista interno e o passo a passo do procedimento é executado tornando a experiência didática e imersiva. Não há interação neste módulo. O usuário assiste, de forma passiva, todo o procedimento cirúrgico de forma digital.

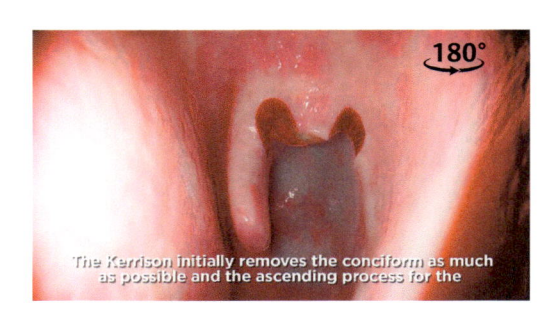

4. *Simulation:* depois de passar pelos três módulos anteriores e estar familiarizado com a indicação cirúrgica do paciente, o usuário é transportado para uma sala de cirurgia virtual e interativa onde ele vai aplicar os conhecimentos adquiridos nos módulos anteriores e aplicá-los em um avatar virtual por meio de simulação. Na sala é possível assistir à cirurgia em 3D, movimentar instrumentos cirúrgicos e executar os passos cirúrgicos obtendo a validação de cada ação executada.

Obs.: neste módulo é possível realizar reuniões e encontros virtuais, discutir técnicas e ministrar aulas com a participação virtual de usuários em qualquer lugar do mundo, apenas conectado na mesma experiência denominada Metaverso.

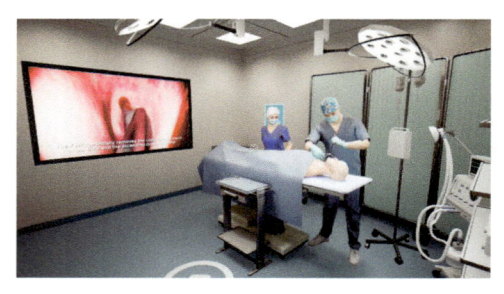

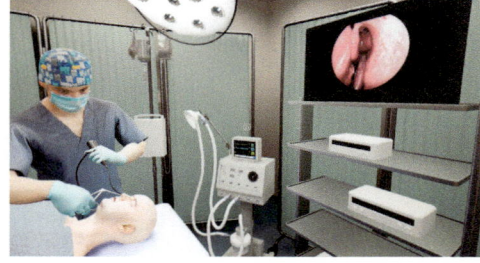

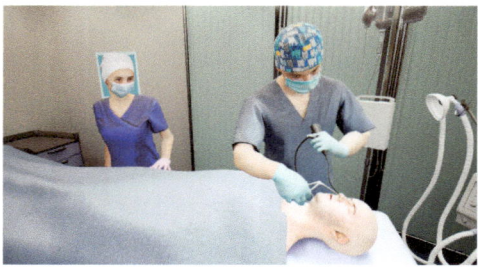

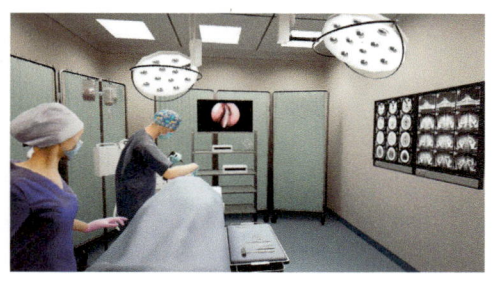

Realidade Aumentada Chega aos Livros de Medicina

O ano era 2018, o evento era o VIII Rhinology realizado em São Paulo no WTC Events Center. Estávamos no *stand* da Thieme Revinter para o lançamento do livro "Rinoplastia – Manual Prático com Realidade Aumentada" dos autores Dr. Washington Almeida e Artur Grinfeld, ambos médicos otorrinolaringologistas de Feira de Santana – Bahia. Este trabalho fora idealizado pelo publicitário Vinicius Carvalho, que me convidou para implementar a tecnologia RA no manual. Em São Paulo conheci o médico otorrinolaringologista Dr. Caio Soares. Encantado com as possibilidades tecnológicas da Realidade Aumentada, Caio me convidou para apresentar o projeto à diretoria do IPO (Instituto Paranaense de Otorrinolaringologia) em Curitiba – Paraná.

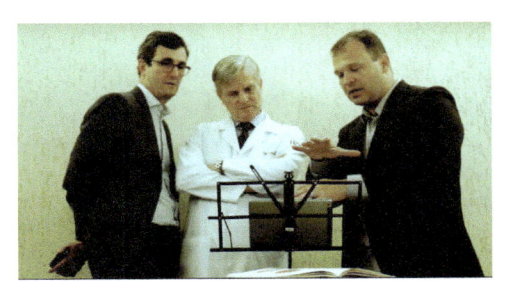

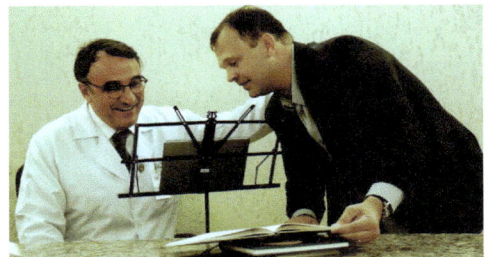

Dr. Caio Soares, Dr. Marcos Mocellin e Dr. João Luiz Garcia de Faria sendo apresentados a Realidade aumentada.

A apresentação daquela possibilidade incipiente de associar tecnologia aos livros de Medicina adicionando informação digital através da realidade aumentada conquistou rapidamente o interesse dos médicos e dos diretores do hospital IPO. "O corpo clínico do IPO tem uma grande responsabilidade sobre o ensino. Abrir uma nova visão acadêmica e adaptar os alunos à tecnologia é dar qualidade de ensino trazendo a prática e a realidade nas mãos do docente" (João Luís Garcia de Faria – Diretor Médico do IPO).

Já no primeiro momento o Dr. João Luís, com sua visão empreendedora, entendeu que se tratava de uma iniciativa de inovação bastante promissora na área do ensino da Medicina. Ali mesmo ele autorizou a produção de sete títulos com realidade aumentada. São eles: Otoplastia – Dr. Caio Soares; Blefaroplastia – Dr. João Jainey Maniglia, Dr. Fábio Maniglia, Dr. Ricardo Maniglia; Implante Coclear – Dr. Rogério Hamershmidt e Dra. Giovana S. Peruchi; Rinoplastia – Dr. Marcos Mocellin e convidados; Microcirurgia de Laringe – Dr. Evaldo Macedo e convidados; Cirurgia Endoscópica do Seio Frontal – Dr. Marcos Cesar Jorge dos Santos; e Cirurgia Plástica Facial – Dra. Elen De Masi e Dr. Lessandro Martins.

Posteriormente vieram outros títulos que totalizam 8 livros até o dia de hoje – Disfagia: Exames por imagem em Realidade Aumentada, escritos pelos Drs. Evaldo Dacheux de Macedo Filho, Dra. Rosane Sampaio Santos e Maria Cristina de Alencar Nunes. Em andamento está o título *Cirurgia da Catarata* de autoria do Dr. Michel Rubin.

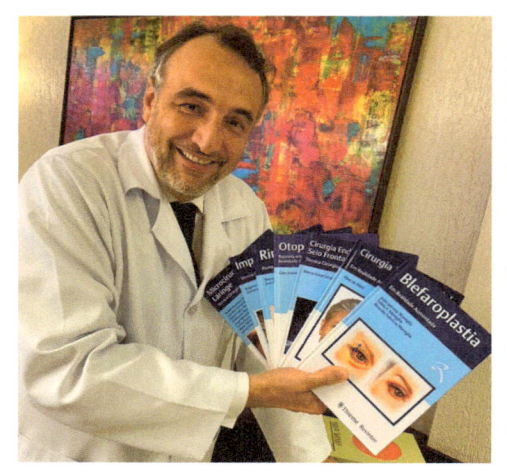

Dr. João Luiz Garcia de Faria com a coleção de livros em Realidade aumentada do NEP – Núcleo de Ensino e Pesquisa do Hospital IPO em Curitiba – PR.

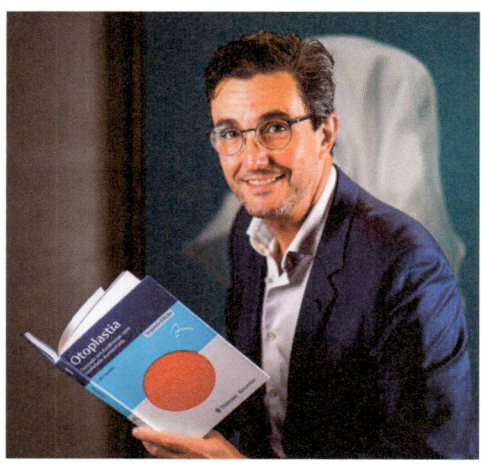

Dr. Caio Soares com o livro Otoplastia baseada em evidências em Realidade aumentada.

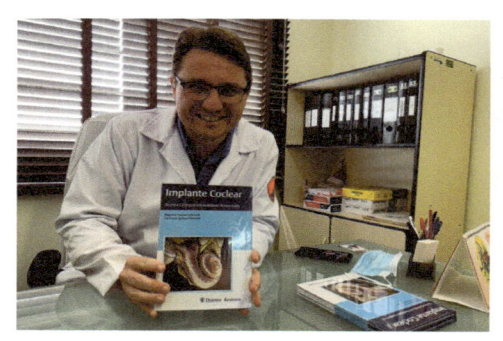

Dr. Rogério Hamershmidt com o livro Implante coclear em Realidade aumentada.

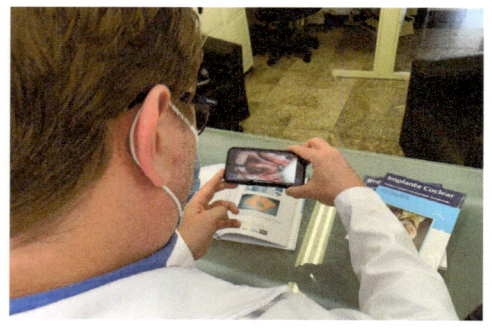

Dr. Rogério Hamershmidt com o livro Implante coclear em Realidade aumentada.

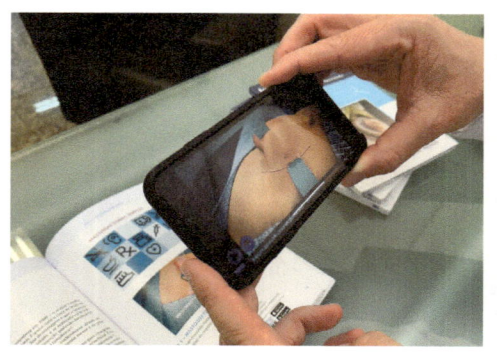

Dr. Rogério Hamershmidt com o livro Implante coclear em Realidade aumentada.

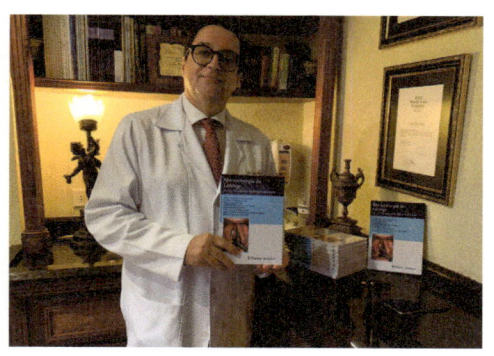

Dr. Evaldo Dacheux de Macedo Filho com o livro Microcirurgia da laringe em Realidade aumentada.

O METAVERSO NA ÁREA DA SAÚDE

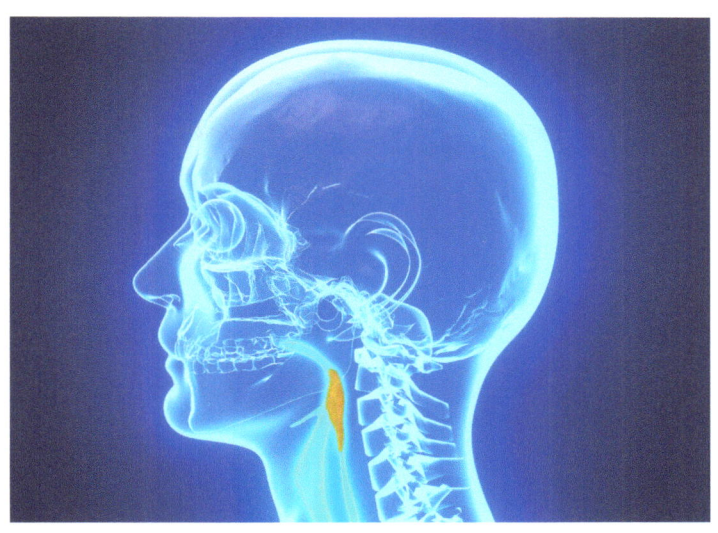

Ilustração: Patrick Braga/Medpixel

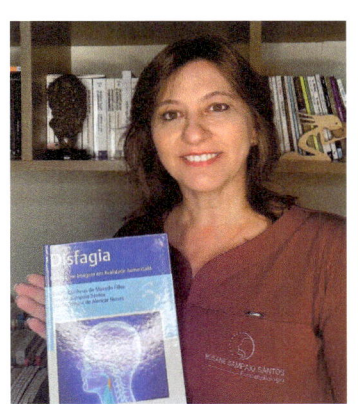

Esta página contém conteúdo em Realidade aumentada. Faça o download do app Metaverso em Saúde RA. Aponte a câmera do seu *smartphone* ou *tablet* para a imagem acima

Dra. Rosane Sampaio Santos com o livro Disfagia: Exames por imagem em Realidade aumentada.

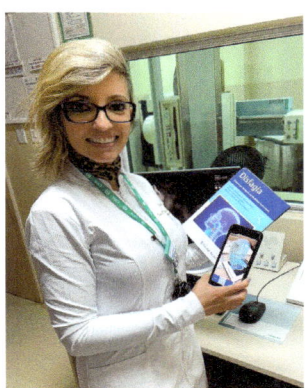

Dra. Maria Cristina de Alencar Nunes com o livro Disfagia: Exames por imagem em Realidade aumentada.

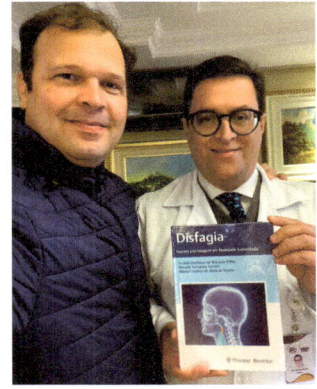

Mauro Castro e Dr. Evaldo D. Macedo com o livro Disfagia: Exames por imagens em Realidade aumentada.

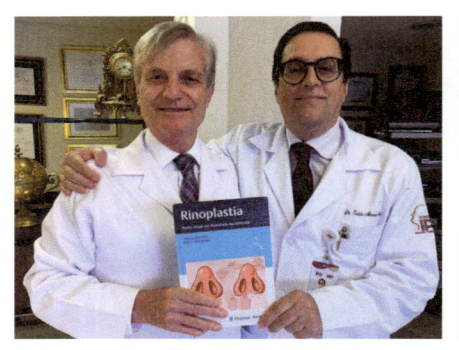

Dr. Marcos Mocellin e Dr. Evaldo Dacheux de Macedo Filho com o livro Rinoplastia em Realidade aumentada.

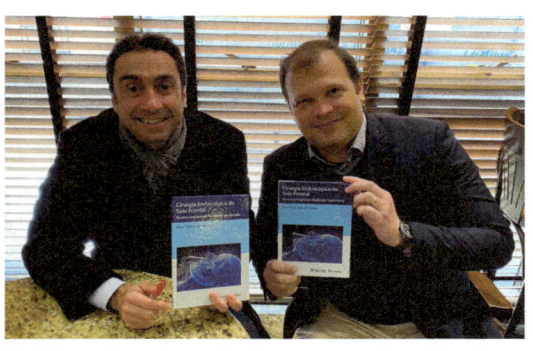

Dr. Marco Cesar Jorge dos Santos com o livro Cirurgia endoscópica do seio frontal: Técnica cirúrgica em realidade aumentada

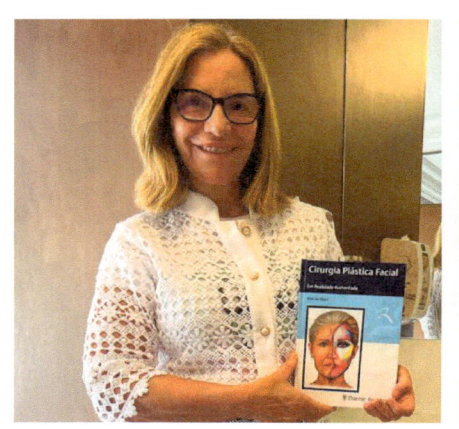

Dra. Elen De Masi com o livro Cirurgia plástica facial.

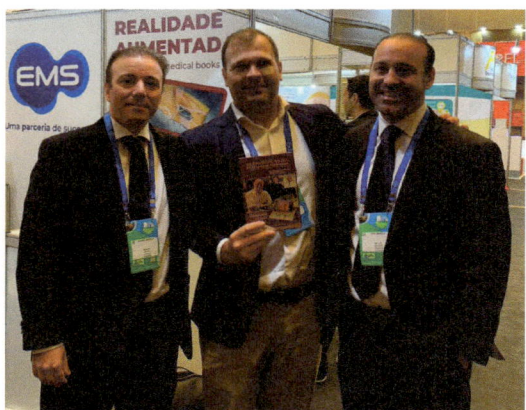

Dr. Ricardo Maniglia, Mauro Castro e Dr. Fábio Maniglia com o protótipo do livro Blefaroplastia em Realidade aumentada.

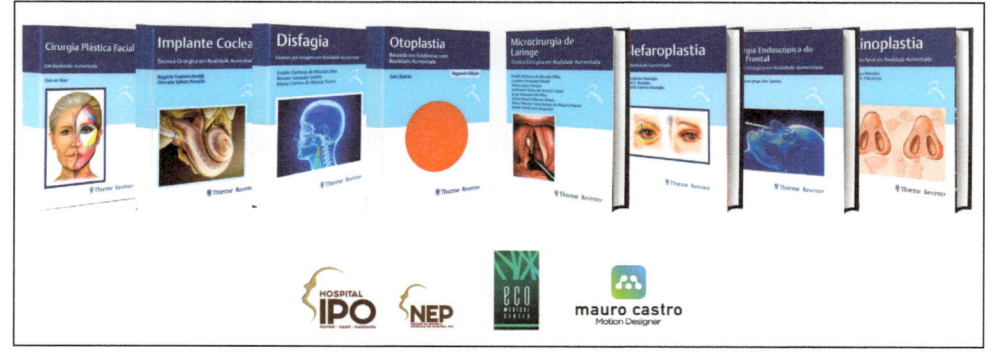

Coleção de livro em Realidade aumentada do NEP – Núcleo de Ensino e Pesquisa do Hospital IPO – Instituto Paranaense de otorrinolaringologia em Curitiba, PR.

Com menos de 1 ano do lançamento desses livros, veio o reconhecimento internacional. Primeiro foi a Feira do Livro de Frankfurt (Frankfurter Buchmesse), em 2018, na Alemanha, onde apresentamos o projeto já intitulado "A Realidade Aumentada chega aos livros de Medicina".

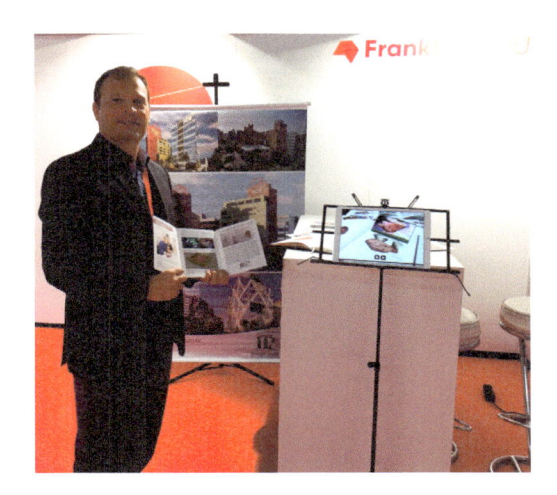

Em 2019 o projeto foi selecionado pela APEX-Brasil (Agência Brasileira de Promoção de Exportações e Investimentos) para participar do maior evento de criatividade e inovação do mundo, o SXSW (South By Southwest), que acontece anualmente em Austin – Texas, EUA.

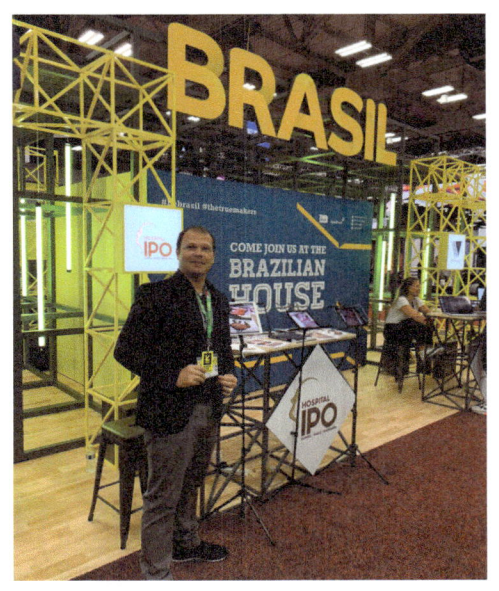

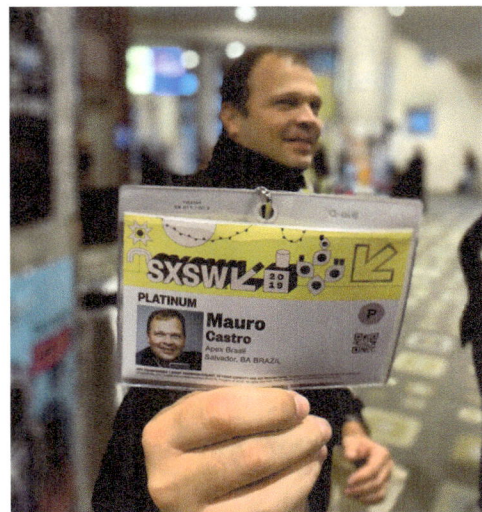

Estivemos presentes em diversos eventos de Medicina em todo o Brasil. Até então estávamos fazendo a divulgação do projeto para os nossos pares tecnológicos, pois estes eventos eram de tecnologia e inovação.

Ainda em 2019 tivemos a grata surpresa de ter o projeto selecionado pela AAO-HNSF (Academia Americana de Otorrinolaringologia), em seu encontro anual que, no referido ano, ocorria em New Orleans, LA – EUA. Agora o projeto seria apresentado para médicos e integrantes da comunidade científica.

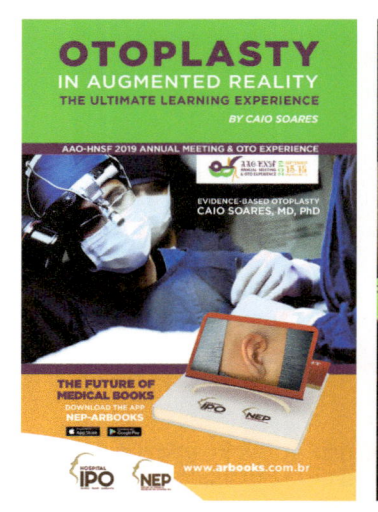

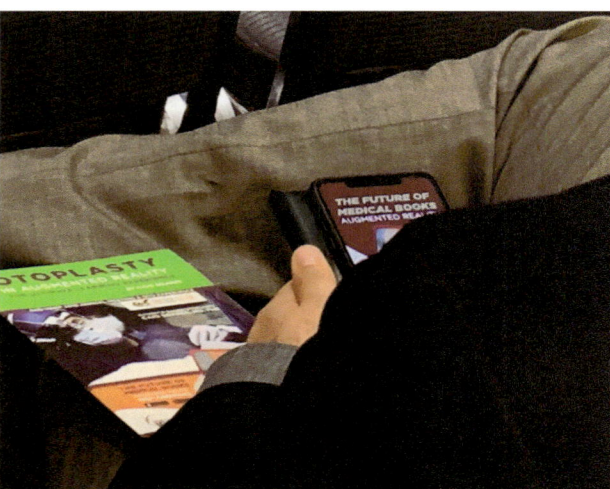

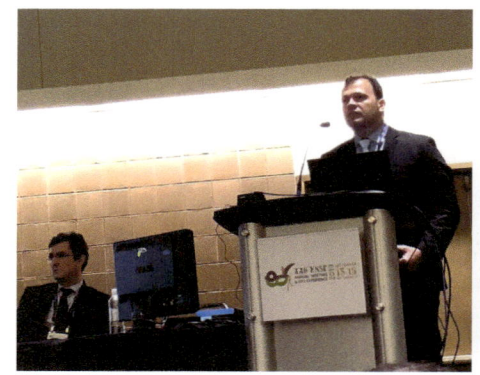

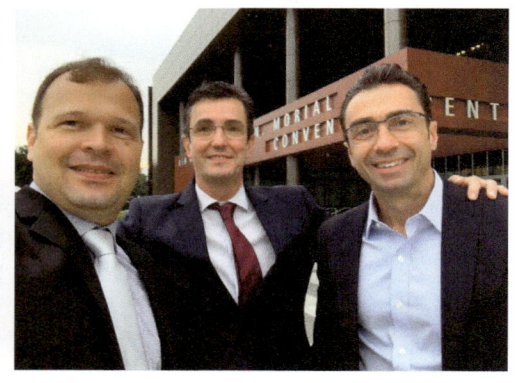

O projeto teve ampla divulgação e visibilidade proporcionadas pela imprensa local e nacional.

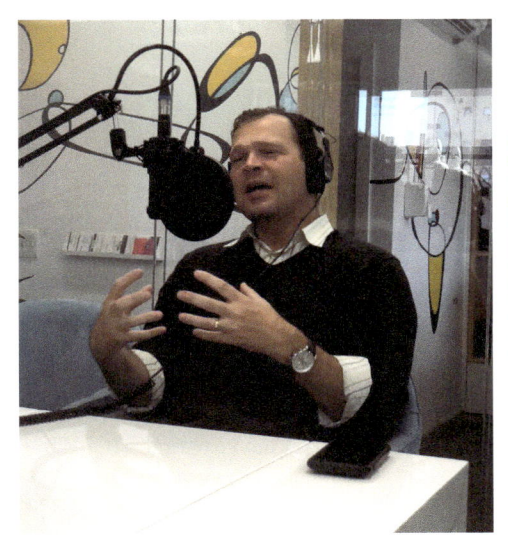

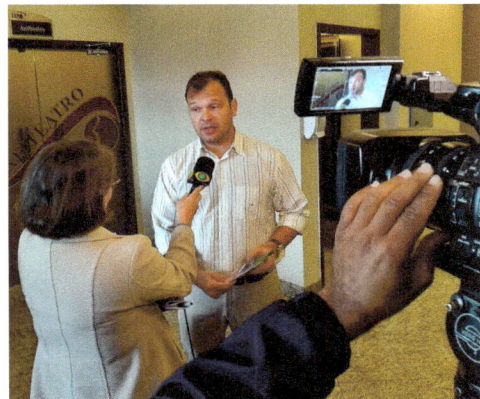

IPO (Instituto Paranaense de Otorrinolaringologia) e o Motion Designer – Mauro Castro lançam o livro de Otoplastia em Realidade Aumentada.

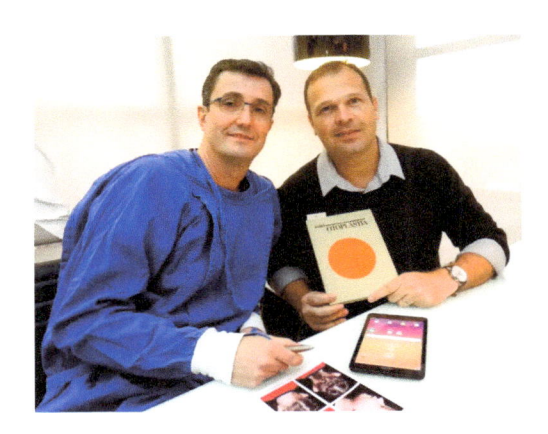

"Trazer para o ambiente real situações antes não imagináveis. Poder acompanhar uma cirurgia de forma tridimensional já não é apenas situações de desenhos animados ou de um futuro. São situações bem presentes e reais. A realidade aumentada já está presente em diversos meios, inclusive na área médica."

Exemplo disso é o livro recém-lançado pelo IPO de Curitiba em parceria com o Motion Designer – Mauro Castro, responsável pela tecnologia de realidade aumentada. A publicação intitulada "Otoplastia", do médico Caio Soares, é o primeiro título que receberá intervenções digitais.

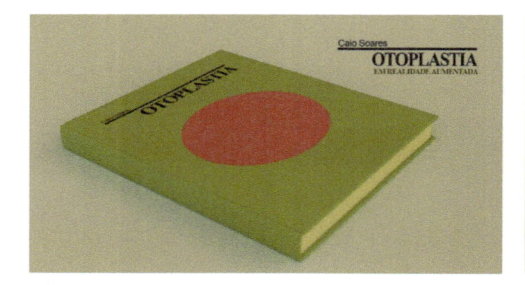

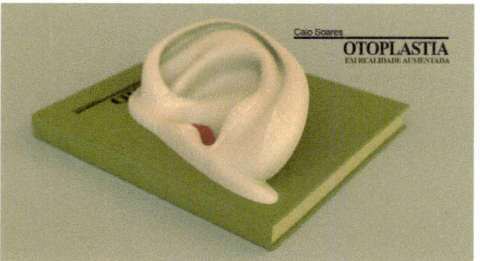

"Será possível movimentar, rotacionar e interagir com o modelo tridimensional assim como obter informações de texto e áudio que explicam cada parte do ouvido humano". (Mauro Castro—*Motion Designer*). No meio do livro será possível acessar gráficos e animações referentes ao procedimento cirúrgico e, na conclusão do mesmo, será possível acessar um vídeo da cirurgia", explica Mauro Castro, *Motion Designer* e responsável pela tecnologia do livro.

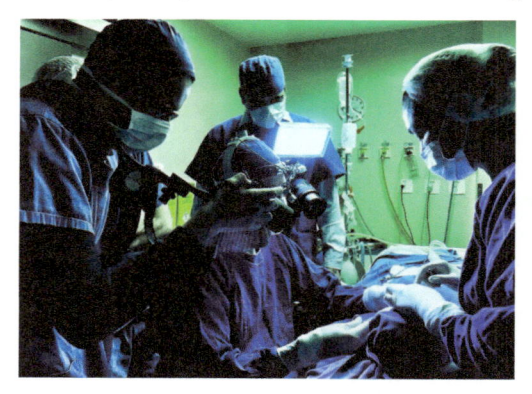

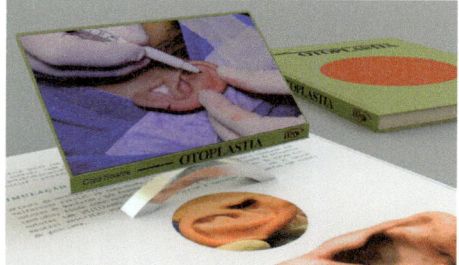

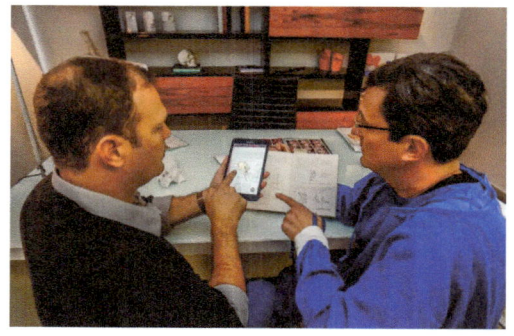

O livro "Otoplastia" já foi publicado na literatura tradicional em 2016 também pelo IPO. "Atualizá-lo de forma tecnológica, dando vida e destaque, é uma maneira de dinamizar conteúdos e torná-los mais atraentes. Isso facilita o aprendizado e seduz um maior número de profissionais e estudantes da área" (Caio Soares—médico). "O livro é uma síntese de um denso estudo disposto em forma de passo a passo. Contém gráficos e ilustrações que serão potencializadas com elementos em 3D", enaltece. Segundo o médico, o leitor contemplará uma página impressa com uma ilustração de uma orelha e suas partes destacadas. Tanto em um *smartphone* quanto em um *tablet* será possível acessar um modelo tridimensional da orelha e interagir, entendendo melhor os conceitos e as aplicações, além de poder assistir a duas cirurgias realizadas", finaliza Caio.

Para o médico João Luiz Garcia de Faria, diretor do Hospital IPO, investir na realidade virtual aumentada é poder adaptar o ensino à tecnologia, uma vez que a instituição, além de ser referência na área de otorrinolaringologia, é referência também na área acadêmica e cultural. "Muito mais do que investir em realidade aumentada, o IPO almeja construir, num curto espaço de tempo, uma biblioteca completa na área de otorrinolaringologia toda em realidade aumentada, voltada única e exclusivamente ao ensino de nossos alunos e futuros médicos", salienta.

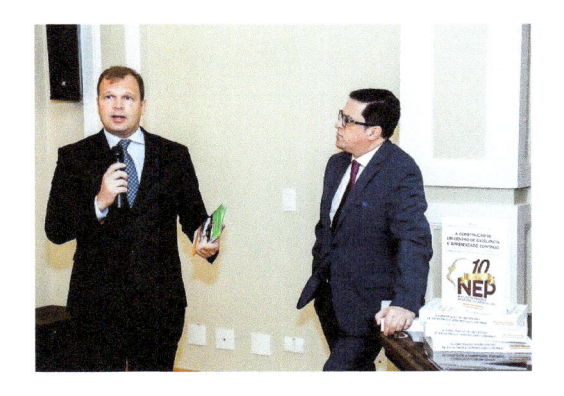

Ambiente Virtual de Aprendizagem em Procedimentos Médicos
Cirurgia de Atresia Coanal Congênita
Dr. Antonio Carlos Cedin

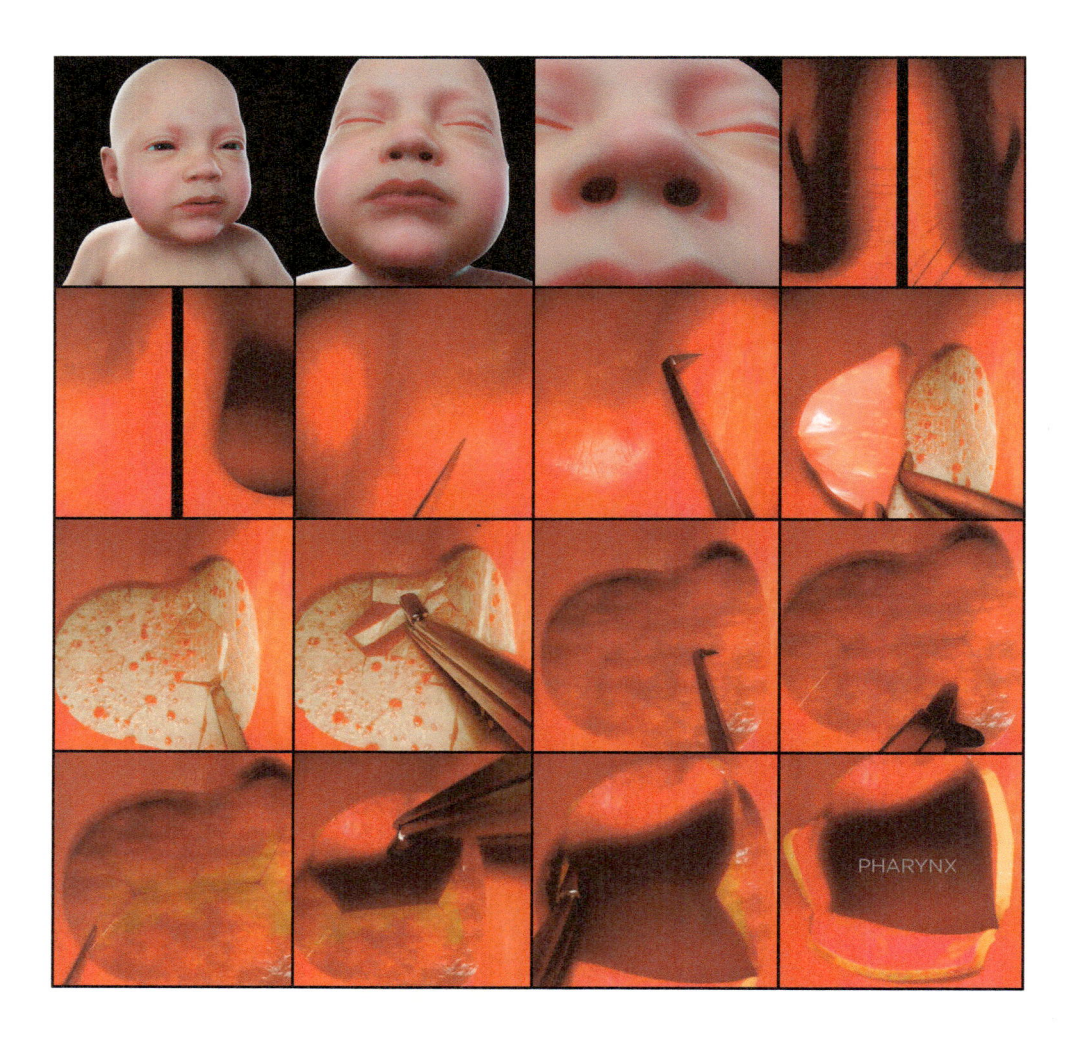

Esta página contém conteúdo em Realidade aumentada.
Faça o download do app Metaverso em Saúde RA.
Aponte a câmera do seu *smartphone* ou *tablet* para a imagem acima

E o pulso ainda pulsa... Um diagnóstico preciso, uma técnica inovadora e uma soma de esforços entre médicos, funcionários de um hospital e familiares foram determinantes para que a recém-nascida A.S.G. continuasse a respirar.

Ela tinha uma obstrução nasal por formação de um septo ósseo e/ou membranoso que impede a comunicação entre a cavidade nasal posterior e a nasofaringe. O bebê estava internado havia 3 meses e necessitava de uma cirurgia de atresia coanal congênita.

A cirurgia da atresia coanal congênita é um procedimento cirúrgico para desobstruir as cavidades nasais, permitindo a passagem do ar pela narina até a garganta. Em alguns casos essa obstrução ocorre nas duas cavidades nasais impedindo totalmente a passagem do ar, tornando a respiração impossível. Nesses casos, geralmente em recém-nascidos, deve-se submeter o paciente à cirurgia da atresia coanal congênita bilateral.

Essa é uma técnica exclusiva, desenvolvida pelo Dr. Antonio Carlos Cedin (Médico Otorrinolaringologista pela Faculdade de Medicina da Universidade de São Paulo – USP; Doutor em Medicina pela Faculdade de Medicina da Universidade Federal de São Paulo – Unifesp; Diretor da Clínica de Otorrinolaringologia da Beneficência Portuguesa de São Paulo; Ex-Presidente da Sociedade Brasileira de Rinologia; Ex-Presidente da Academia Brasileira de Cirurgia Plástica Facial da Associação Brasileira de Otorrinolaringologia e Cirurgia Cérvico-Facial – ABORL-CCF).

A técnica desenvolvida não utiliza moldes intranasais e permite imediata respiração nasal e alimentação oral e já foi utilizada em 36 pacientes, sendo 17 recém-nascidos com resultados funcionais comprovadamente satisfatórios e sem recorrência no controle de até 20 anos de pós-operatório. A cirurgia foi um somatório de forças entre a Prefeitura Municipal de Feira de Santana, através do Hospital Inácia Pinto dos Santos (HIPS), o Hospital da Mulher, e o Hospital Otorrinos/Multiclin, unidade credenciada ao SUS.

A cirurgia que salvou o bebê contou com a presença dos grandes nomes da Otorrinolaringologia baiana, como Dr. Washington Almeida e sua competente equipe do Hospital Otorrinos.

Vamos entender como funciona a cirurgia por meio dessa animação em 3D. Arraste a tela para ver a cirurgia unilateral e bilateral.

Cirurgia do Seio Frontal Desenvolvida em VR para Utilização em Eventos.
Dr. Marco César Jorge dos Santos

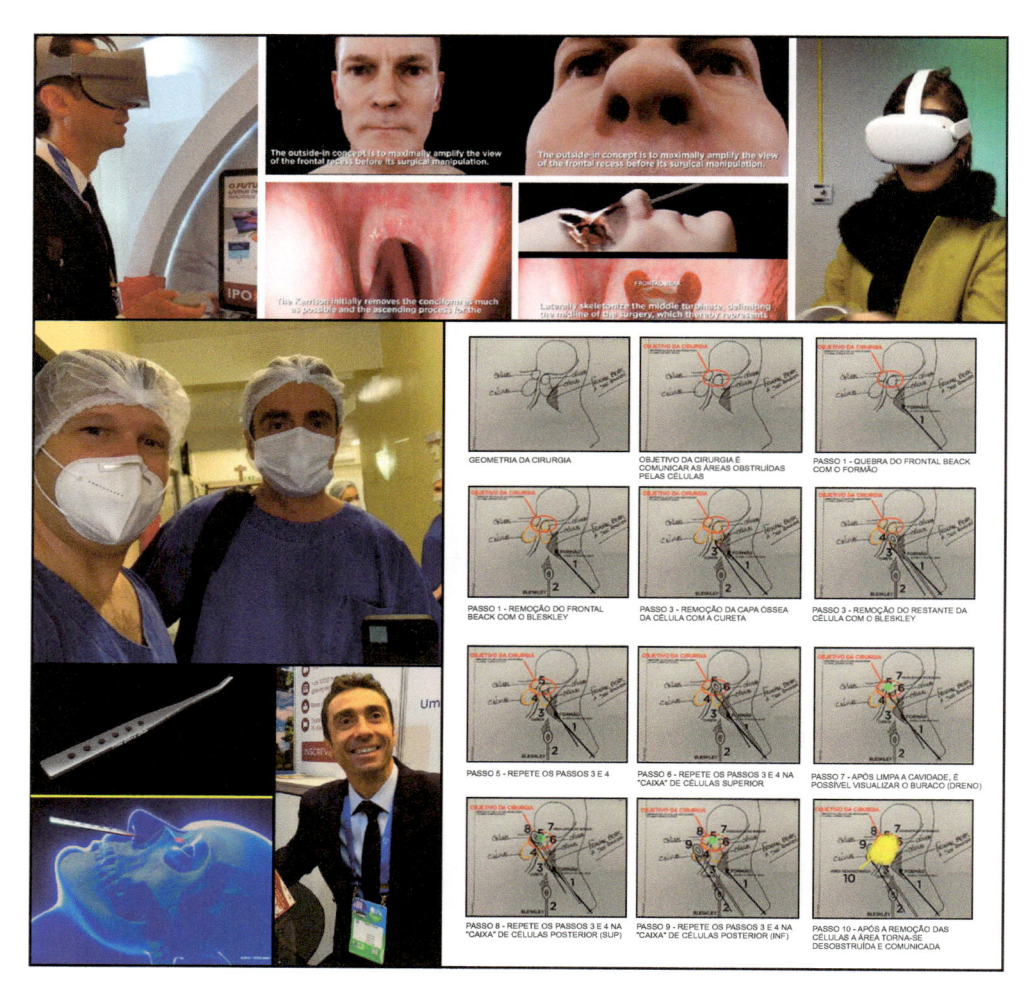

Esta página contém conteúdo em Realidade aumentada. Faça o download do app Metaverso em Saúde RA. Aponte a câmera do seu *smartphone* ou *tablet* para a imagem acima.

Foi desenvolvido o passo a passo cirúrgico da cirurgia do seio frontal realizada pelo Dr. Marco César Jorge dos Santos. A técnica da animação foi o 3D convencional adaptado para óculos *VR* (*Virtual Reality*). A experiência leva você a uma viagem no interior do nariz humano onde todos os passos cirúrgicos são realizados virtualmente. A sensação de imersão é incrível e tem feito bastante sucesso nos eventos.

METAVERSO E NEUROCIRURGIA : METAHEALTH
Você Está Pronto para o Metaverso?

Foi realizada no dia 10 de julho de 2022 a primeira cirurgia no metaverso. Giselle Coelho, neurocirurgiã pediátrica e líder do projeto, realizou esta cirurgia, a biópsia de um tumor cerebral usando um endoscópio em um simulador de bebê 3D realístico. Ela foi orientada por um avatar, sua réplica virtual, criada especialmente para esta simulação, a partir da captura de movimentos finos. O projeto possibilita que o mundo virtual – o avatar – interaja com o mundo real — o cirurgião e o paciente, no caso um bebê simulador. A cirurgia foi realizada em tempo real e o avatar orientou o procedimento passo a passo. Através do avatar, os cirurgiões podem ser ensinados em qualquer parte do país, ou do mundo, inclusive podendo haver o ensino simultâneo em qualquer continente. Desta forma, os melhores especialistas internacionais podem formar médicos em qualquer local, tornando o conhecimento acessível a todos. O simulador bebê hiper-realista foi criado usando as imagens de tomografia computadorizada e ressonância magnética de um paciente, sendo possível obter as características físicas reais deste paciente de forma absolutamente detalhista.

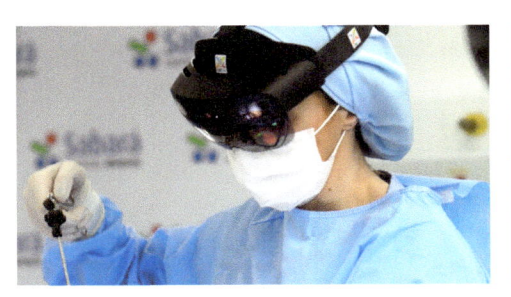

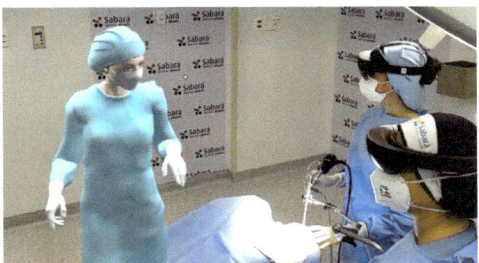

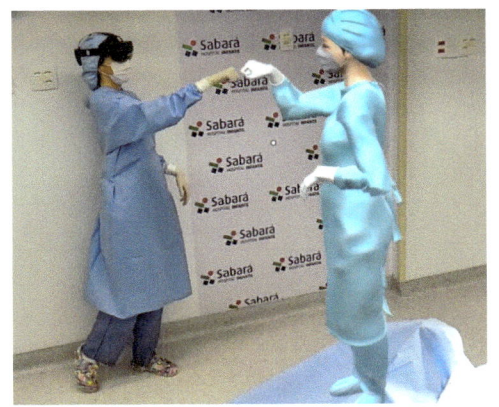

Tal técnica representa um avanço por dois motivos principais. O primeiro é o uso de um boneco com todas as características de uma criança com a necessidade de um determinado procedimento. Um cirurgião em treinamento evita o risco de expor um ser humano expandindo-se todo o potencial da técnica a ser demonstrada. Em segundo, o uso de um holograma no lugar do especialista permite resolver questões de mobilidade e/ou tempo disponível para expor a técnica, bem como permite maior entendimento a respeito do procedimento. Isto porque poderemos observar os movimentos do especialista por várias perspectivas ao invés de apenas receber dicas por voz e/ou marcações em vídeos.

A associação do uso destas tecnologias representa um grande avanço na educação médica, aliando soluções técnicas e inovações pedagógicas nunca antes vistas. O uso dos óculos HoloLens possibilita que o cirurgião e a equipe do projeto estejam presentes tanto no mundo virtual quanto no mundo real. O cirurgião pode ver o ambiente da sala de cirurgia e o bebê simulador, trabalhar com instrumentos cirúrgicos reais e ao mesmo tempo ver o avatar do assistente virtual em quatro dimensões. Desta forma, o cirurgião pode obter confiança e, ao mesmo tempo, aprender com especialistas que não estão fisicamente presentes, reduzindo a curva de aprendizado eficientemente e de uma maneira segura. A missão do projeto é democratizar o conhecimento e tornar a educação verdadeiramente sem fronteiras.

Um Hospital no Metaverso

Outro exemplo de ambiente virtual de aprendizagem médica no Metaverso é o do Dr. Heitor Fernando Xediek Consani – CMO Hospital Amhemed Sorocaba e responsável pelo desenvolvimento e implantação de tecnologias digitais para treinamento.

Esses ambientes são customizáveis, dependendo das características do provedor do treinamento, possibilitando, além disso, todas as vantagens dos meios digitais de treinamento.

Nessas fotos temos um modelo hospitalar com três exemplos de ambientes distintos. Nesses ambientes são desenvolvidos treinamentos específicos, como vemos, com interação de múltiplos alunos e com possibilidade de transmissão mundial temos com essa plataforma (*VictoryXR*) iniciado a modelagem de cursos, treinamentos etc., adaptados para cada necessidade hospitalar.

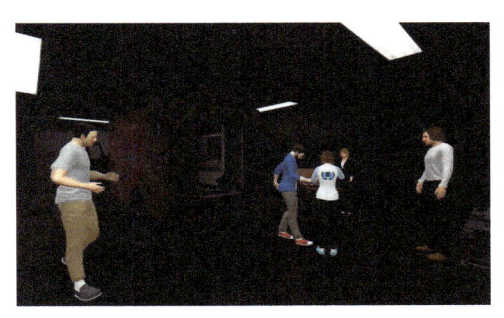

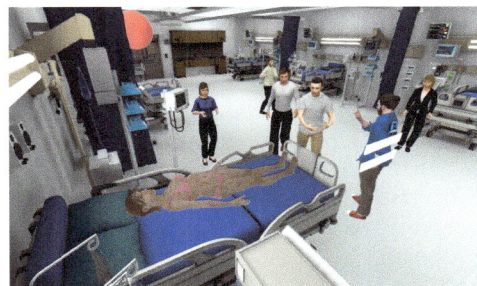

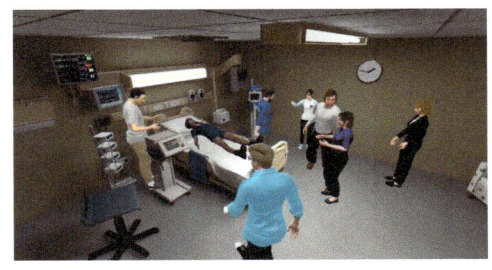

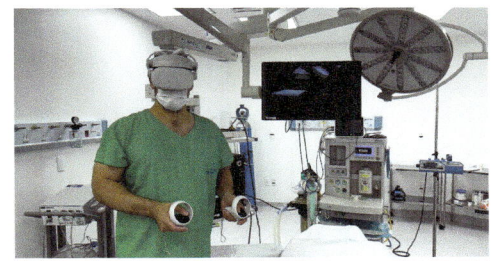

Equipe:
Heitor Fernando Xediek Consani – CMO Hospital Amhemed Sorocaba e responsável pelo desenvolvimento e implantação de tecnologia digitais para treinamento.
Antonio Bispo Junior – Cirurgião dedicado a treinamento presencial e virtual de alta complexidade há 25 anos, ex-presidente da Sobracil, Head of Medical Services for the RIO2016 Olympic and Paralympic games.
Steve Grubbs – cofundador e CEO da VictoryXR, líder global em desenvolvimento da Metaversity, ex-presidente do Comitê de Educação da Câmara no Legislativo de Iowa e membro do YPO

Estudo de Anatomia, Apresentação de Dispositivo Médico e Técnica Cirúrgica no Metaverso

Mais um exemplo de Metaverso médico é a Startup MedRoom, fundada nas dependências do Hospital Israelita Albert Einstein, que é um hospital brasileiro localizado no bairro do Morumbi, zona sul do município de São Paulo. Foi fundado pela comunidade judaica da cidade de São Paulo em 4 de junho de 1955. A premiada Edtech brasileira é focada no desenvolvimento de aplicações e experiências para simulação e treinamento em saúde com realidade virtual e chegou para adicionar uma nova dimensão à educação em saúde. A *Startup* conta com um dos mais completos modelos do corpo humano em 3D do mundo e utiliza a realidade virtual para possibilitar uma experiência mais profunda e interativa do aprendizado. No laboratório de anatomia humana em realidade virtual os alunos podem estudar livremente o corpo humano, explorar cada estrutura, isolar órgãos e sistemas de maneira nunca antes vista.

Projeto Endo Hub – Dr. Pierre Galvagni Silveira

Em setembro de 2020 fui convidado pelo Dr. Pierre Galvagni, que me apresentou seu projeto Endo Hub e me lançou o desafio de desenvolver uma animação em 3D sobre o passo a passo do procedimento cirúrgico de desobstrução da artéria aorta. A começar pelo nível de detalhamento do *storyboard*, já podia imaginar que algo grandioso estaria por vir. Só não imaginei que fosse uma patente internacional conquistada agora em maio de 2022! É inacreditável como trabalhar com a Medicina tem me colocado ao lado de pessoas tão notáveis! Aqui vai meu profundo agradecimento ao Dr. Pierre Galvagni e a toda sua equipe da Archo.

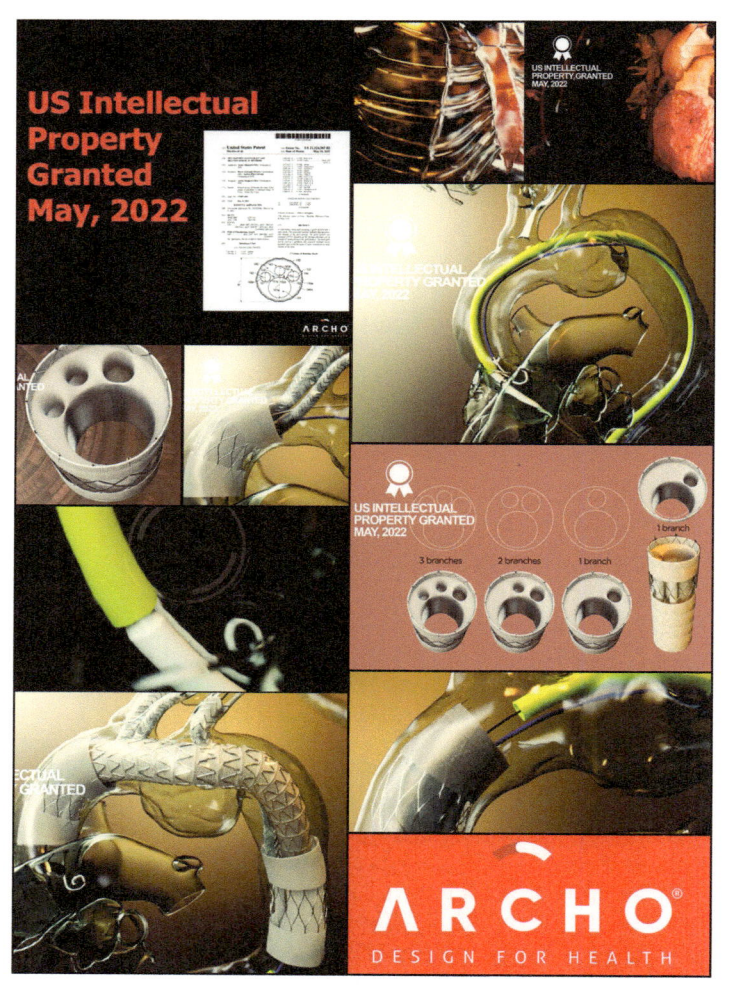

Esta página contém conteúdo em Realidade aumentada.
Faça o download do app Metaverso em Saúde RA.
Aponte a câmera do seu *smartphone* ou *tablet* para a imagem acima

Medicina, Tecnologia e Arte

O XR Health Brasil é um canal de TV interativa com conteúdo médico exclusivo que promove o ensino da Medicina por meio de experiências imersivas e novas tecnologias XR (*Extended Reality*).

Essas tecnologias são:

- *Realidade virtual (RV):* uma poderosa ferramenta imersiva para demonstrar técnicas e passos cirúrgicos.
- *Realidade aumentada (RA):* um método inovador de visualização através de *smartphones* e *tablets*, que auxilia e atualiza as práticas educacionais.
- *Realidade mista (MR):* permite melhor entendimento da Medicina por meio dos conceitos de *games* (gamificação do conteúdo).

Agora é possível agregar valor ao processo de aprendizagem da Medicina, traduzir conceitos complexos em conteúdo médico atraente e visualizar partes inacessíveis do corpo humano!

Tudo isso e muito mais no *XR Health Brasil*, um canal da Soul TV que pode ser acessado através das Smart TVs LG Web OS e Samsung.

Junte-se a nós e vamos extrapolar as barreiras do ensino da Medicina através do canal *XR Health Brasil*, o canal de conteúdo médico da Soul TV.

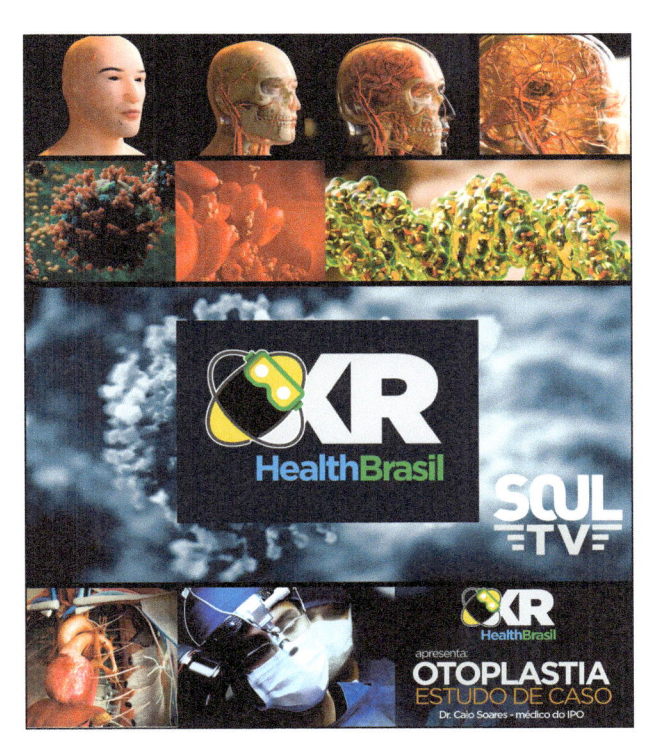

Esta página contém conteúdo em Realidade aumentada. Faça o download do app Metaverso em Saúde RA. Aponte a câmera do seu *smartphone* ou *tablet* para a imagem acima

Cirurgia de Lipoaspiração – Técnica M.I.L.A. – Minimally Invasive Lipoabdominoplasty
Dr. Raidel Deucher Ribeiro

No segundo semestre de 2022 fui contatado pelo Dr. Raidel Deucher Ribeiro para desenvolver uma animação convencional para sua técnica M.I.L.A. *Minimally Invasive Lipoabdominoplasty* para a cirurgia de lipoaspiração. Esta animação foi desenvolvida pensando no ambiente tridimensional imersivo da realidade virtual. Este é um *case* para mostrar que o conteúdo é o protagonista e as tecnologias são apenas o meio.

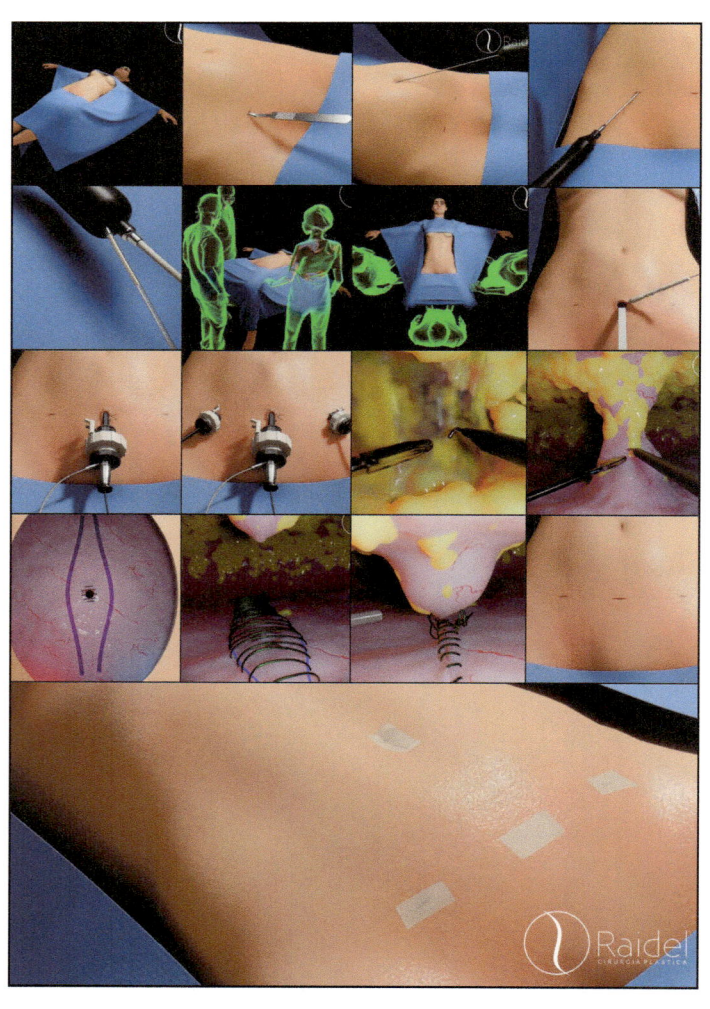

Esta página contém conteúdo em Realidade aumentada. Faça o download do app Metaverso em Saúde RA. Aponte a câmera do seu *smartphone* ou *tablet* para a imagem acima

Encontros no Metaverso: Apresentação de Casos Clínicos, Aulas, Reuniões

Outra iniciativa de utilização do Metaverso como ambiente de aprendizagem médica é a utilização para reuniões clínicas, promovendo simulação realística e interação por imersão. Uma das empresas interessadas nesse ramo é a Mentovery, uma *startup* dedicada à produção de conteúdo acadêmico-científico fundada pelo médico Dr. Eduardo A Bonin e o ilustrador de artes médicas Rodrigo R Tonan. "O conceito Mentovery nasceu há 15 anos, quando identificamos uma necessidade de apoio para a preparação de aulas para teses de doutorado, livre-docência e concursos acadêmicos para profissionais médicos, necessidade esta que envolve tanto a utilização de recursos gráficos quanto a didática necessária para uma apresentação de excelência que exigem tais aulas. Atualmente a produção de conteúdo acadêmico-científico de qualidade exige tempo, dedicação e atualização constante, exigindo muito investimento de um médico que já dispõe quase todo seu tempo aos pacientes. Entendemos que existe espaço para oferecermos apoio para esses profissionais alavancarem a produção de conteúdo científico relevantes, desde apresentação de casos clínicos em congressos, a estudos científicos complexos"., afirmam Rodrigo Tonan e Eduardo Bonin.

Nesse contexto, o primeiro passo da Mentovery foi criar um time de publicação gratuito patrocinado com finalidade de fomentar a produção de casos clínicos (GIT – *Gastrointestinal Intervention Team*), e após 8 meses de atividades, decidiram trazer os casos clínicos para o Metaverso e proporcionar reuniões clínicas virtuais para discussão em ambientes interativos. "O nosso desafio foi colocarmos várias pessoas ao mesmo tempo na sala virtual, inexperientes com o método, e a maioria sem estar usando os óculos *headset VR*, onde o acesso foi por celular ou computador. Acreditamos que a experiência com os óculos é mais completa e o nosso próximo passo é estudarmos como viabilizarmos esse dispositivo para um número maior de participantes". Este projeto encontra-se em fase de implementação.

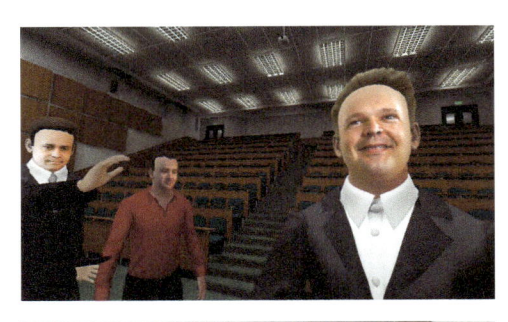

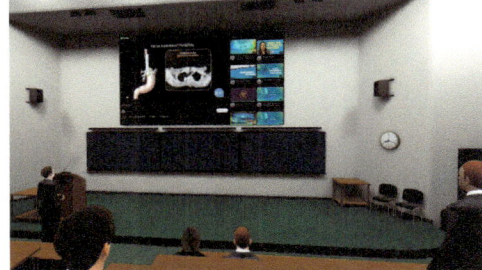

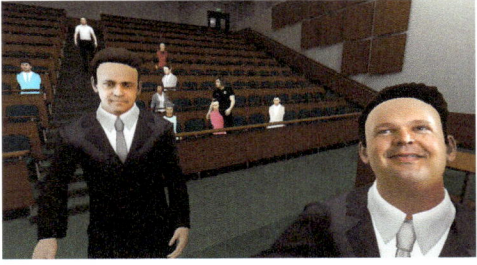

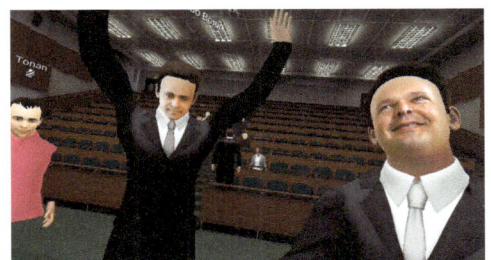

Aula no Metaverso – Projeto Islândia

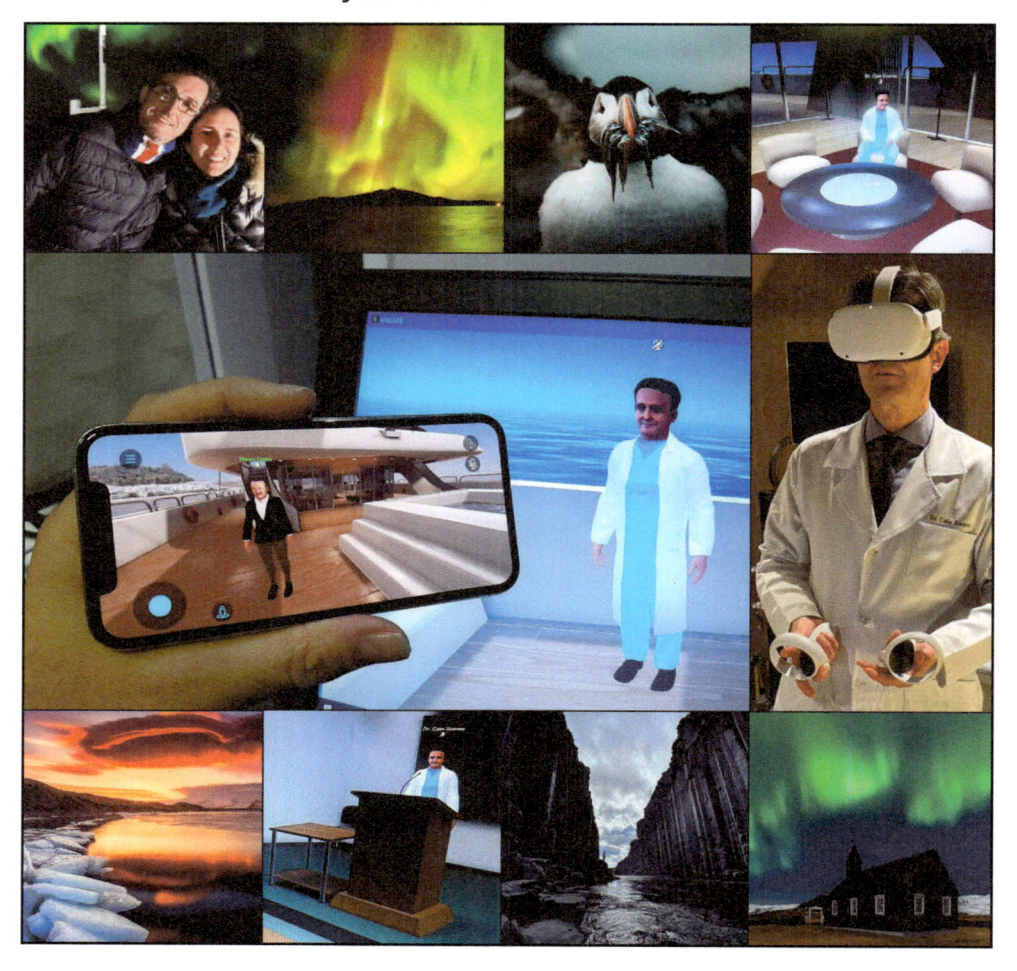

> Esta página contém conteúdo em Realidade aumentada. Faça o download do app Metaverso em Saúde RA. Aponte a câmera do seu *smartphone* ou *tablet* para a imagem acima

Olá, meu nome é Caio Soares, sou médico otorrinolaringologista.

Estamos aqui mais uma vez vivenciando um momento ímpar para o ensino e aprendizado da Medicina.

Nesse momento estou aqui na Islândia, deve estar mais ou menos 2 a 3 graus, uma praia lindíssima chamada Diamond Beach. Mas consigo me encontrar com você nesse auditório virtual, como se estivéssemos todos juntos no mesmo lugar. Esta aula tem um caráter experimental, e visa validar este método de aprendizagem, que extrapola as barreiras geográficas sem abrir a mão da sensação de presença.

Em 2017 publicamos meu livro, em Realidade Aumentada, um projeto pioneiro idealizado pelo Motion Designer, Mauro Castro, e que hoje conta com mais de oito títulos publicados, através de uma editora internacional. Agora, em 2022, eu e o Mauro voltamos a quebrar os paradigmas e apesar de vocês estarem em seus locais de origem, eu estou em um lugar inusitado e com muito frio. Esse lugar se chama Metaverso. Sejam bem-vindos ao novo ambiente virtual do ensino. Welcome to Metaverse.

Em setembro de 2022 o Dr. Caio Soares fez uma viagem para um local bastante inusitado, Islândia. A Islândia é um país localizado no Oceano Atlântico Norte, uma pequena nação insular com uma população de cerca de 364.000 pessoas. É conhecida por suas paisagens dramáticas, que incluem vulcões, gêiseres, fontes termais e geleiras. O país também abriga um rico patrimônio cultural, com forte tradição de contação de histórias e folclore. A língua oficial da Islândia é o islandês, uma língua intimamente relacionada com o nórdico antigo e que mudou muito pouco ao longo dos séculos. A capital da Islândia é Reykjavik, que também é a maior cidade do país. A Islândia é um destino turístico popular, conhecido por sua beleza natural e cultura única.

Para provar que o Metaverso proporciona a quebra das barreiras geográficas sem abrir mão da sensação de presença, tivemos a ideia de nos encontrar no ambiente virtual onde o Dr. Caio poderia ministrar uma aula sobre otoplastia, a sua especialidade, para o público aqui no Brasil. Forma diversos encontros virtuais com o Dr. Caio para a preparação do ambiente, do avatar e da aula, tudo isso levando em conta o fuso horário entre o Brasil e a Islândia. No dia 6 de setembro de 2022, *Voilà*! Estávamos virtualmente juntos em um auditório falando sobre otoplastia a milhares de quilômetros de distância um do outro. Experiência ímpar de uma aula ministrada no Metaverso.

Estamos caminhando a longos passos para construir um ambiente de aprendizagem e conhecimento médico onde teremos conteúdos científicos mais sedutores, melhorando a relação das pessoas com conteúdo já existentes e, principalmente, fazer com que o estudante ou residente e o médico consigam interagir de forma instantânea através dessas novas tecnologias.

REFERÊNCIAS BIBLIOGRÁFICAS

1. Go SY, Jeong HG, Kim JI, Sin YT. Concept and developmental direction of metaverse. Korea Inf Process Soc Rev. [Internet] 2021;28:7-16.
2. Suh W, Ahn S. Utilizing the Metaverse for Learner-Centered Constructivist Education in the Post-Pandemic Era: An Analysis of Elementary School Students. J Intell. 2022 Mar 7;10(1):17.

BIBLIOGRAFIA

Dhar P, Rocks T, Samarasinghe RM, Stephenson G, Smith C. Augmented reality in medical education: students' experiences and learning outcomes. Med Educ Online. 2021 Dec;26(1):1953953.

Zhang X, Chen Y, Hu L, Wang Y. 2022 The metaverse in education: Definition, framework, features, potential applications, challenges, and future research topics. Front Psychol. Oct 11;13:1016300.

Petrigna L, Musumeci G. The Metaverse: a new challenge for the healthcare system: a scoping review. J Funct Morphol Kinesiol. 2022 Aug 30;7(3):63.

Bhugaonkar K, Bhugaonkar R, Masne N. The trend of metaverse and augmented & virtual reality estending to the healthcare system. Cureus. 2022 Sep 12;14(9):e29071.

O METAVERSO PARA TODOS

CAPÍTULO 4

CONSTRUINDO SEU PRÓPRIO MUNDO NO METAVERSO

O Metaverso é uma plataforma de computador *on-line* interativa, onde é possível acessar diversos formatos de ambientes virtuais e interagir com participantes (avatares). Os avatares são personagens fictícios computadorizados que reagem ao comando (gestos, falas) das pessoas que o criaram. É semelhante à sua origem, um jogo de computador, porém, voltado a atividades profissionais.

Uma das plataformas públicas de Metaverso mais populares hoje, o *ENGAGE VR,* é projetada para profissionais, organizadores de eventos e corporações construírem seus próprios mundos virtuais para fornecerem serviços de Metaverso diretamente para seus próprios clientes e construir novos modelos de negócios. Usado extensivamente para eventos virtuais, comunicações corporativas, educação e treinamento, O *ENGAGE VR* tem como clientes empresas como a 3M, Stanford University, Lenovo, HTC, KIA e muitas outras empresas da Fortune 500 em todo o mundo para ajudar a tornar realidade suas estratégias de Metaverso virtual. A ferramenta pode ser acessada através de *desktop* (PC *Personal Computer*), *mobile* (*smartphones* e *tablets*) e pelos *devices* de VR como Oculus Quest 2 e HTC vive, dentre outros. Com isso finalizo este parágrafo com a solução adequada para que usuários comuns deem seus primeiros passos no Metaverso.

Existem várias plataformas de encontros virtuais no Metaverso que permitem que as pessoas se conectem e interajam em um ambiente virtual 3D. Essas são algumas das plataformas de encontros virtuais no Metaverso disponíveis atualmente:

- *Second Life:* uma plataforma de Metaverso criada em 2003 que permite aos usuários criar avatares e interagir com outras pessoas em um mundo virtual 3D.
- *VR Chat:* uma plataforma de Metaverso para realidade virtual que permite aos usuários criar avatares e se conectar com outros usuários em um ambiente virtual 3D.
- *Rec Room:* uma plataforma de encontros virtuais para realidade virtual que permite aos usuários se conectar e jogar jogos em grupo em ambiente virtual 3D.
- *IMVU:* uma plataforma de encontros virtuais que permite aos usuários criar avatares e se conectar com outras pessoas em um ambiente virtual 3D.
- *NeosVR:* uma plataforma de Metaverso para realidade virtual que permite aos usuários criar avatares e se conectar com outros usuários em um ambiente virtual 3D.
- *Virtual Hangouts:* uma plataforma de encontros virtuais que permite aos usuários se conectar com outras pessoas em um ambiente virtual 3D.

E para mostrar que o Metaverso é para todos, vou descrever uma experiência pessoal que resultou em uma incrível empreitada no Metaverso médico; um encontro inusitado em uma rua da capital paranaense uniu dois motociclistas e amantes da tecnologia e inovação! De um lado o Dr. Cezar Berger e, do outro, eu, Mauro Castro – *Motion designer* e estudioso das tecnologias *XR – Extended Reality*!

Este encontro resultou na minha participação no 29º episódio do Ser Médico *Pod Cast*, que simbolizou o início de uma nova forma de fazer *Podcast*, dessa vez, no Metaverso. Criamos os nossos avatares e conversamos bastante sobre este novo ambiente imersivo. Aqui fica meu agradecimento especial ao amigo Dr. Cezar Berger pela oportunidade de mostrar meu trabalho e projetar situações futuras nesses novos "mundos".

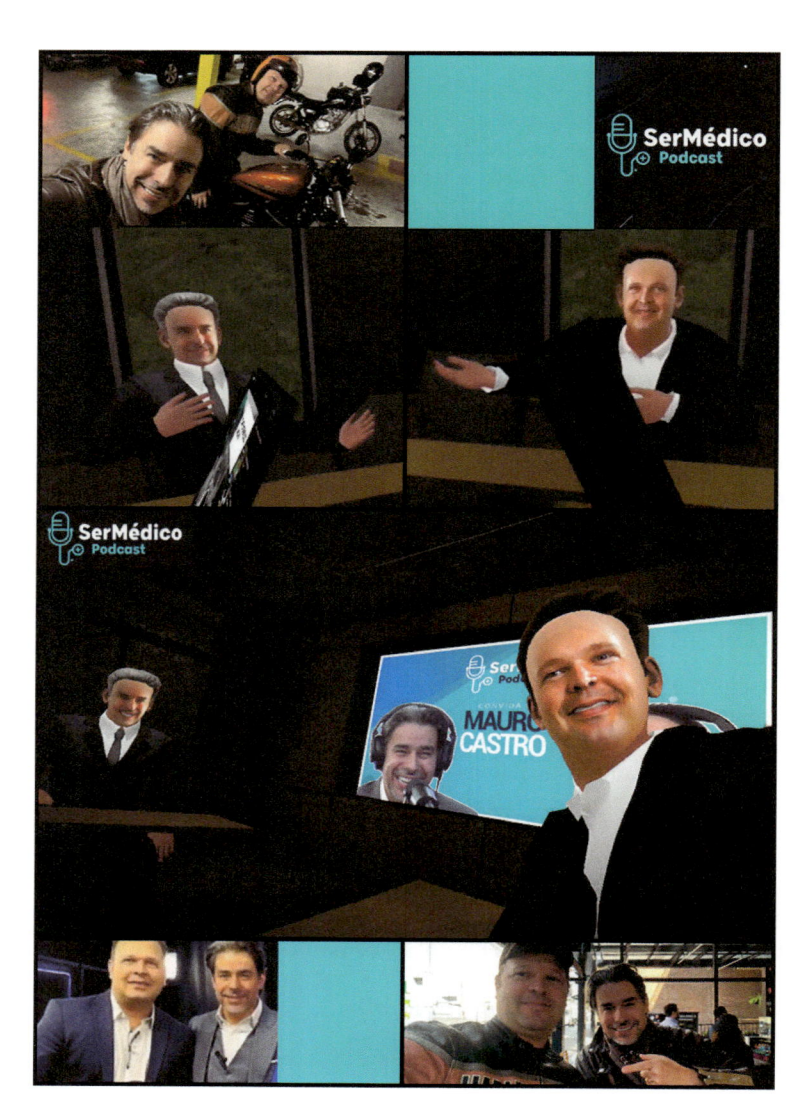

Outro encontro proporcionado pelo Metaverso foi com o grupo de investidores em AR/VR – The Glimpse Group, que estava de viagem marcada para conhecer as instalações do departamento de tecnologia e inovação do hospital IPO e devido à ocorrência da CO-VID-19, a viagem foi desmarcada e aconteceu no Metaverso.

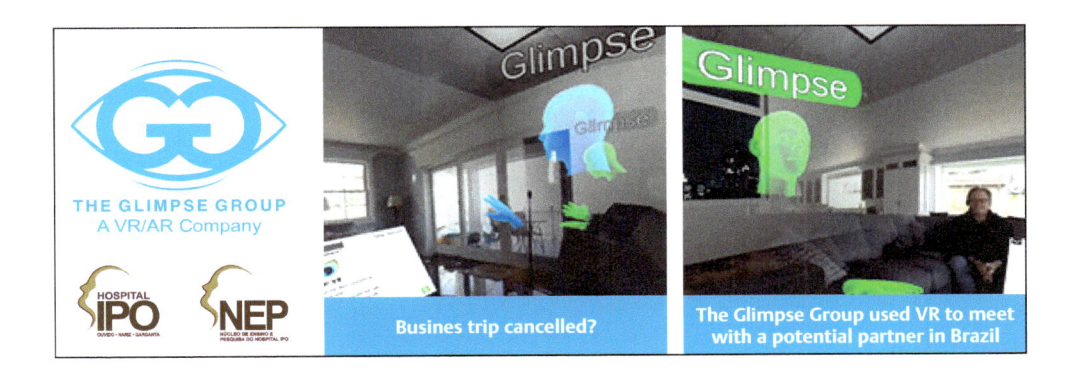

"O ano era 2020 e estava tudo certo para recebermos a visita do CEO – *Chief Executive officer* do The Glimpse Group, Lyron Bentovim. A pandemia ganhou força e os principais aeroportos do mundo operavam com restrições para o embarque de passageiros internacionais. O Lyron vinha de Nova York – EUA e teve o seu voo cancelado pela companhia aérea. Decidimos realizar a reunião através de realidade virtual, onde pudemos nos encontrar digitalmente e conversar sobre os temas da reunião cancelada. Esse foi ponto alto da utilização da tecnologia de realidade mista, pois pudemos nos ver, nos cumprimentar e dialogar todos juntos em um mesmo ambiente virtual, ainda que cada um em sua localidade de origem." (Mauro Castro - *Metaverse Designer*).

É importante ter precaução e bom-senso ao se conectar com outras pessoas *on-line*, independentemente da plataforma. Uma forma é adotar o código de ética do Metaverso.

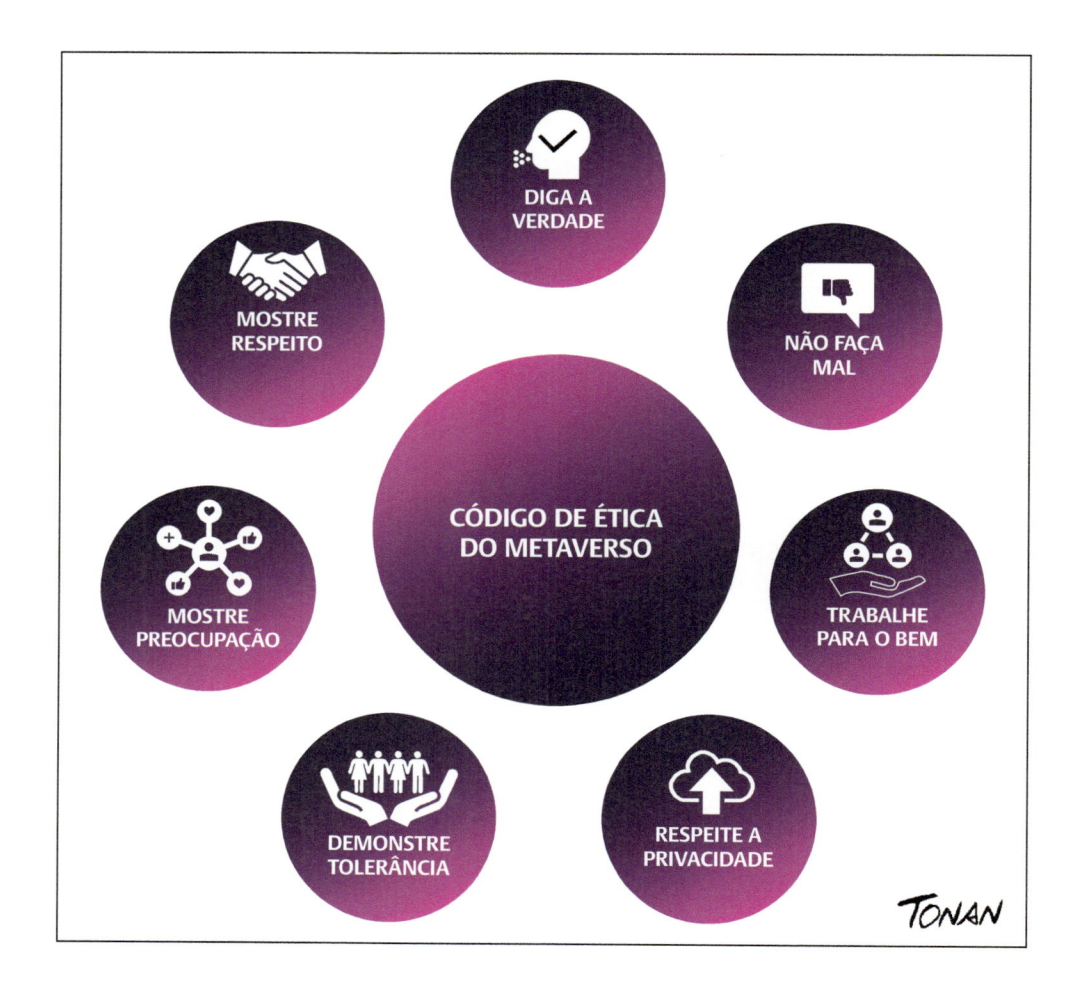

CÓDIGO DE ÉTICA DO METAVERSO

- DIGA A VERDADE
- NÃO FAÇA MAL
- TRABALHE PARA O BEM
- RESPEITE A PRIVACIDADE
- DEMONSTRE TOLERÂNCIA
- MOSTRE PREOCUPAÇÃO
- MOSTRE RESPEITO

O IMPACTO DO METAVERSO E A REDE 3.0 IMERSIVA: PERSPECTIVAS FUTURAS

Estamos testemunhando uma nova era na internet e, sobretudo, uma revolução tecnológica que vai (mais uma vez) modificar a forma que produzimos e consumimos conteúdo.

Existem muitos exemplos individuais que são ainda mais difíceis de imaginar. A Universidade Johns Hopkins está agora realizando cirurgias de coluna em pacientes vivos usando tecnologia de renderização de mecanismo de jogo. Os militares dos EUA e da Grã-Bretanha estão usando o *Unreal Engine* para treinamento de simulação para combate ativo. As cidades estão sendo projetadas com computação baseada em gráficos. Existem aeroportos que não estão usando câmeras apenas para ver onde você está por questões de segurança, mas para simular o fluxo de pessoas, a pista, o impacto de um atraso do tempo. O Aeroporto Internacional de Hong Kong é operado ao vivo usando o *Unity Game Engine*. Grande parte do mundo ao seu redor já está executando a computação baseada em gráficos.

Da mesma maneira que as *engines* de *games*, como *Unreal* e *Unity*, viabilizaram cenários eletrônicos e ambientes tridimensionais com baixo custo e curto prazo de realização dos ambientes tridimensionais, existem outras iniciativas que vão muito mais além. Estamos falando da IA – Inteligência artificial que está chegando com força total e já é chamada de "Super Google" por alguns americanos.

Plataformas como *Open AI* que disponibilizam serviços como o *Chat GPT* já produzem textos de altíssima qualidade a partir de palavras-chave. O *Chat GPT* integrado ao ambiente tridimensional resulta no cenário ideal para a aprendizagem no Metaverso, pois ali é possível falar sobre qualquer assunto, explanar ideias, questionar e apresentar conceitos etc. A plataforma DALLE-e e MidJourney criam imagens a partir de textos colocados pelos usuários. Enfim, é a união da inteligência artificial com a imersão da *web* 3.0 que vai ditar as regras deste novo ambiente de aprendizagem.

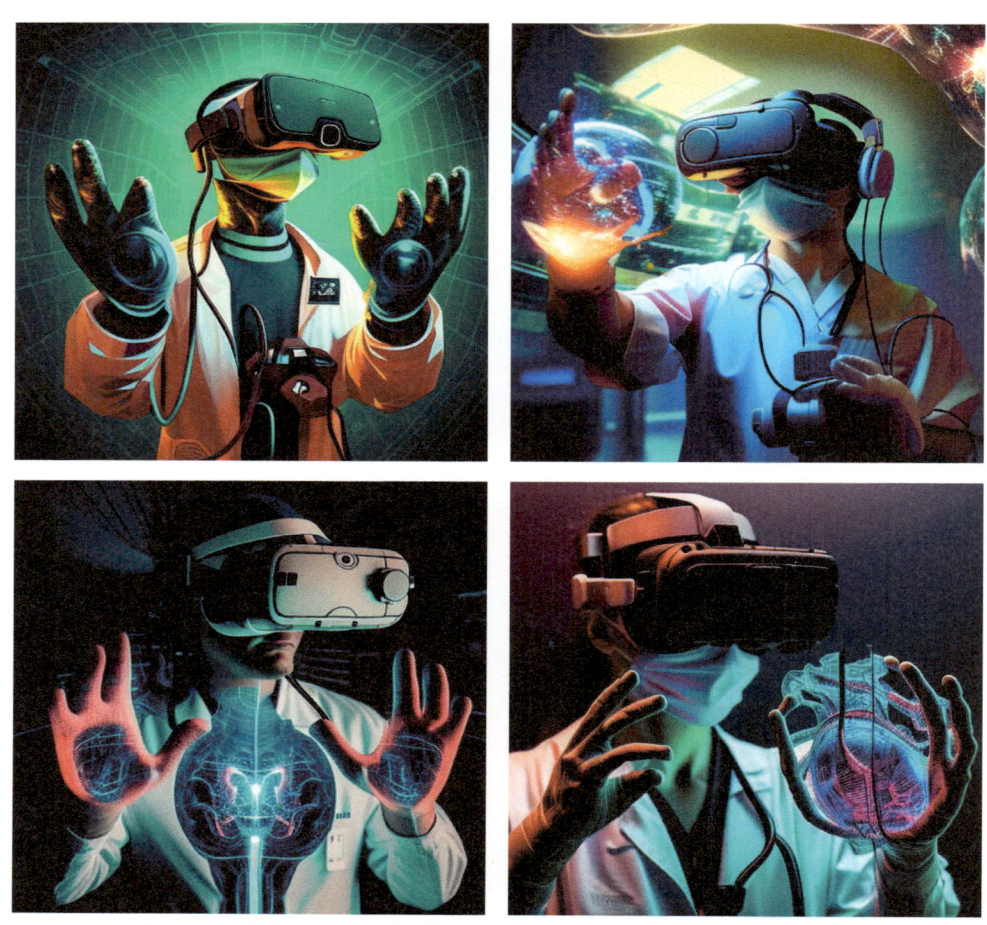

Imagens geradas por inteligência artificial MidJourney.

    Você deve estar se perguntando, como eu faço parte disso tudo? É mais simples do que você imagina! Todas essas plataformas acima são públicas e têm versões gratuitas. Basta criar uma conta com *login* e senha e pronto, você já faz parte desse "Metaverso".
    Seguem alguns exemplos de plataformas que utilizam a inteligência artificial (AI) para criar imagens, textos, vídeos, áudios etc.
    Plataformas com base em inteligência artificial generativa:

1. Texto
   - ChatGPT (Open AI)
   - ChatGPT4 (Open AI)
   - Notion AI (Notion)
2. Imagem
   - Stable Difussion (Satbility.AI)
   - Image Creator (Microsoft Bing)
   - MidJourney

3. Vídeo
   - Runway
   - Fliki
   - Wonder...
4. Áudio
   - Jukebox (Open AI)
   - MusicLM (Google Research)
   - Text to Speech (Microsoft Azure)
5. 3D
   - Point-E (Open AI)
   - Magic3D (Nvidia)
   - Imagine 3D (Luma AI)
6. Desenvolvimento
   - Copilot X (Github)
   - Codex (Open AI)
   - AWS CodeWhisperer (Amazon)

Há quem diga que vivemos em uma simulação em 3D e simplesmente não sabemos disso. Por que não passar a conhecer este novo ambiente que, de acordo com as previsões mais otimistas, movimentará uma importância entre US$ 6 e US$ 13 trilhões. Enquanto empresas avançam nesse novo mundo, faz-se necessário entender as possíveis consequências, os males, os efeitos colaterais desta "transformação digital", ou hegemonia digital, segundo alguns autores.

Devemos pensar o bem-estar social com inovação, incentivos econômicos e empreendedorismo. É possível fazer parte de uma sociedade globalmente próspera e, ao mesmo tempo, uma economia nacionalmente próspera?

Temos que ser inteligentes. Constatamos que a concentração de poder se tornou muito alta e a felicidade digital não está onde deveria estar. Algoritmos se tornaram muito poderosos a ponto de moldar as visões da sociedade. Se quisermos fazer parte dessa mudança e protagonizar o que vem a seguir, a hora é essa. É hora de educar. Devemos ter uma noção melhor do que está por vir e, para isso, precisamos estar informados. Com este conhecimento conseguiremos protagonizar positivamente no mundo real e não real.

Dessa forma, concluímos esta obra fazendo um convite especial para que toda a comunidade médica venha compartilhar seus conteúdos e conhecimentos neste novo ambiente virtual de aprendizagem que promete revolucionar a forma de ensinar e aprender Medicina. Crie o seu avatar e nos acompanhe nas redes sociais e eventos médicos. Esperamos que tenham gostado da leitura, mas, sobretudo, que tenham despertado para essas novas possibilidades tecnológicas que irão revolucionar o ambiente de aprendizagem médica.

"Diga-me e eu esquecerei; ensina-me e eu poderei lembrar; envolva-me e eu aprenderei." Benjamin Franklin.

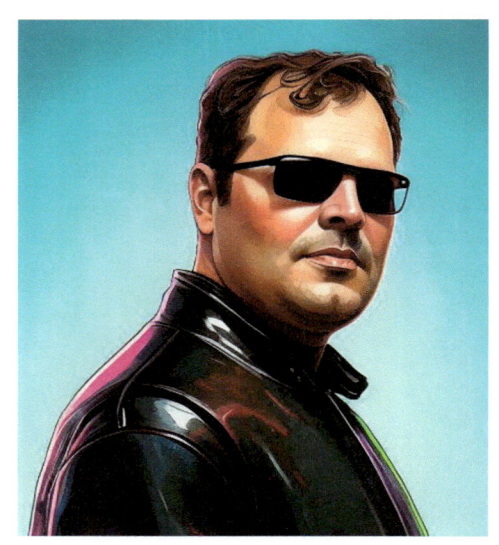

Imagem criada por inteligência artificial generativa Lensa AI.

BIBLIOGRAFIA
Ball M. The Metaverse: and how it will revolutionize everything (English Edition). 2022.

ÍNDICE REMISSIVO

A
AI (Inteligência Artificial), 52
Ambiente Virtual de Aprendizagem
  em procedimentos médicos, 34
    cirurgia de atresia coanal congênita, 34
      Dr. Antonio Carlos Cedin, 34
Anatomia
  estudo de, 39
AR (Realidade Aumentada), 4, 5
  ver RA
Área de Saúde
  metaverso na, 19-45
    ensino no, 19
    estudos de casos, 20
      ambiente virtual de aprendizagem, 34
        em procedimentos médicos, 34
      cirurgia do seio frontal em VR, 36
        para eventos, 36
      mercado, 20
      MVP, 21
      protótipo, 21
      público-alvo, 20
      RA nos livros, 25
    neurocirurgia, 37
      arte, 41
      dispositivo médico no, 39
      encontros no metaverso, 43
        aulas, 43
        casos clínicos, 43
        reuniões, 43
      estudo de anatomia, 39
      lipoaspiração, 42
        técnica M.I.L.A., 42
      medicina, 41
      metahealth, 37
      projeto *Endo Hub*, 40
      técnica cirúrgica no, 39
      tecnologia, 41
      um hospital no, 38
      você está pronto?, 37
Arte
  medicina, 41
    tecnologia e, 41
Atresia Coanal
  congênita, 34
    cirurgia de, 34
      em ambiente virtual de aprendizagem, 34
        Dr. Antonio Carlos Cedin, 34
Aula(s)
  no metaverso, 43
    projeto Islândia, 44
Axie Infinity
  2018, 5

B
Bitcoin
  2009, 4

C
Centro Cirúrgico
  virtual, 22
Cirurgia
  de atresia coanal congênita, 34
    em ambiente virtual de aprendizagem, 34
      Dr. Antonio Carlos Cedin, 34
  de lipoaspiração, 42
    técnica M.I.L.A., 42
      Dr. Raidel Deucher Ribeiro, 42
  do seio frontal, 36
    em VR, 36
      para eventos, 36
        Dr. Marco César Jorge dos Santos, 36
Construindo
  seu próprio mundo, 47
Criptomoeda(s)
  2009, 4

D

Decentraland
   2015, 4
Dispositivo Médico
   apresentação de, 39
DoF 6 (*Six degrees of freedom*), 7
Dr. Antonio Carlos Cedin
   cirurgia de atresia coanal congênita, 34
      em ambiente virtual
         de aprendizagem, 34
Dr. Marco César Jorge dos Santos
   cirurgia do seio frontal, 36
      em VR, 36
      para eventos, 36
Dr. Pierre Galvagni Silveira
   projeto *Endo Hub*, 40
Dr. Raidel Deucher Ribeiro
   cirurgia de lipoaspiração, 42
      técnica M.I.L.A., 42

E

Encontro(s)
   no metaverso, 43
      apresentação, 43
         aulas, 43, 44
            projeto Islândia, 44
         de casos clínicos, 43
         reuniões, 43
Ensino
   no metaverso, 19

F

Facebook, 5
Fortnite
   2017, 5

H

Hospital
   no metaverso, 38

I

Impacto
   do metaverso, 51
      perspectivas futuras, 51

L

Linha do Tempo
   do metaverso, 2
      1989, 3
         www, 3
      1992, 3
         Snow Crash, 3
      2003, 3
         Second Life, 3
      2006, 3
         Roblox, 3
      2009, 4
         Bitcoin, 4
         criptomoedas, 4
      2011, 4
         Ready Player One, 4
      2015, 4
         Decentraland, 4
      2016, 4
         Pokemon GO, 4
      2017, 5
         Fortnite, 5
      2018, 5
         Axie Infinity, 5
      2021, 5
         META, 5
         Microsoft Mesh, 5
      2022, 5
         Metaverso, 5
Lipoaspiração
   cirurgia de, 42
      técnica M.I.L.A., 42
         Dr. Raidel Deucher Ribeiro, 42

M

M.I.L.A. (*Minimally Invasive Lipoabdominoplasty*)
   técnica, 42
      cirurgia de lipoaspiração, 42
         Dr. Raidel Deucher Ribeiro, 42
MAT (Modelo de Aceitação Tecnológica), 19
Medicina
   livros de, 25
      RA nos, 25
   tecnologia, 41
      e arte, 41
META
   2021, 5
Metaverso
   a origem do, 1-10
      características, 6
      definição, 6
      linha do tempo, 2
         1989, 3
         1992, 3
         2003, 3
         2006, 3
         2009, 4

ÍNDICE REMISSIVO

2011, 4
2015, 4
2016, 4
2017, 5
2018, 5
2021, 5
2022, 5
na área de saúde, 19-45
  ensino no, 19
  estudos de casos, 20
    ambiente virtual de aprendizagem, 34
      em procedimentos médicos, 34
    cirurgia do seio frontal em VR, 36
      para eventos, 36
    mercado, 20
    MVP, 21
    protótipo, 21
    público-alvo, 20
    RA nos livros, 25
  neurocirurgia, 37
    arte, 41
    dispositivo médico no, 39
    encontros no metaverso, 43
      aulas, 43
      casos clínicos, 43
      reuniões, 43
    estudo de anatomia, 39
    lipoaspiração, 42
      técnica M.I.L.A., 42
    medicina, 41
    metahealth, 37
    projeto *Endo Hub*, 40
    técnica cirúrgica no, 39
    tecnologia, 41
    um hospital no, 38
    você está pronto?, 37
  para todos, 47-54
    construindo seu próprio mundo, 47
    impacto do, 51
      perspectivas futuras, 51
    rede 3.0 imersiva, 51
      perspectivas futuras, 51
  plataformas digitais do, 13-18
    RA, 16
    RM, 18
    RV, 16
    XR-*extended reality*, 13-18
Microsoft Mesh
  2021, 5
MVP (Produto Mínimo Viável/*Minimum Viable Product*)
  estudo de, 21

N

Neurocirurgia
  metaverso e, 37
    arte, 41
    dispositivo médico no, 39
    encontros no metaverso, 43
      aulas, 43
      casos clínicos, 43
      reuniões, 43
    estudo de anatomia, 39
    lipoaspiração, 42
      técnica M.I.L.A., 42
    medicina, 41
    metahealth, 37
    projeto *Endo Hub*, 40
    técnica cirúrgica no, 39
    tecnologia, 41
    um hospital no, 38
    você está pronto?, 37
NFTs (*Tokens* Não Fungíveis), 5

P

Plataforma(s)
  digitais, 13-18
    do metaverso, 13-18
      RA, 16
      RM, 18
      RV, 16
      XR-*extended reality*, 13-18
Pokemon GO
  2016, 4
Projeto
  Endo Hub, 40
    Dr. Pierre Galvagni Silveira, 40
  Islândia, 44
    aulas no metaverso, 44
PvE (Jogador contra o Ambiente), 5
PvP (Jogador contra Jogador), 5

R

RA (Realidade Aumentada), 16, 41
  nos livros de medicina, 25
Ready Player One
  2011, 4
Rede 3.0
  imersiva, 51
    perspectivas futuras, 51
RM (Realidade Mista), 18, 41
Roblox
  2006, 3
RV (Realidade Virtual), 16, 41

S

Second Life
  2003, 3
Seio Frontal
  cirurgia em VR do, 36
    para eventos, 36
      Dr. Marco César Jorge dos Santos, 36
Snow Crash
  1992, 3

T

Técnica Cirúrgica
  no metaverso, 39
Tecnologia
  medicina, 41
    e arte, 41

U

UI/UX (*User Interface* e *User Experience*), 22

V

VR (Realidade Virtual), 5
  headset, 7, 15, 16
    Oculus Quest 2, 15, 16
  óculos, 13
  ver RV

W

www (*world wide web*)
  1989, 3

X

XR (*Extended Reality*)
  plataformas digitais do, 13-18
    RA, 16
    RM, 18
    RV, 16